健康调查问卷设计原理与实践

孙昕霙　编著

北京大学医学出版社

JIANKANG DIAOCHA WENJUAN SHEJI YUANLI YU SHIJIAN

图书在版编目（CIP）数据

健康调查问卷设计原理与实践 / 孙昕霙编著. —
北京：北京大学医学出版社，2020.12
　　ISBN 978-7-5659-2268-8

　　Ⅰ. ①健… 　Ⅱ. ①孙… 　Ⅲ. ①健康调查 - 问卷调查 -
设计 - 教材 　Ⅳ. ① R195

　　中国版本图书馆 CIP 数据核字（2020）第 187359 号

健康调查问卷设计原理与实践

编　　著：孙昕霙
出版发行：北京大学医学出版社
地　　址：（100083）北京市海淀区学院路 38 号　北京大学医学部院内
电　　话：发行部 010-82802230；图书邮购 010-82802495
网　　址：http：//www.pumpress.com.cn
E-mail：booksale@bjmu.edu.cn
印　　刷：中煤（北京）印务有限公司
经　　销：新华书店
策划编辑：董采萱
责任编辑：李　娜　董采萱　　责任校对：靳新强　　责任印制：李　啸
开　　本：710 mm×1000 mm　1/16　　印张：11.5　　字数：208 千字
版　　次：2020 年 12 月第 1 版　2020 年 12 月第 1 次印刷
书　　号：ISBN 978-7-5659-2268-8
定　　价：50.00 元
版权所有，违者必究
（凡属质量问题请与本社发行部联系退换）

本书由

北京大学医学出版基金资助出版

前　言

我自任教以来一直从事健康教育的教学科研工作，参与了数十个国家级、省部级的调查，越来越觉得调查问卷的设计是开展人群研究的基本功，于是自 2013 年起在北京大学医学部开设了一门研究生方法学课程——"健康调查量表编制的原理与实践"。在这门课上，我介绍了问卷设计的原理、方法和评价等理论，学生们则经历了问卷设计、预调查、修改，运用 SPSS 软件和 LISREL 软件进行分析和评价的全过程训练。这门课程注重形成性考核，把成绩拆解为问卷设计、课堂讨论、问卷分析报告、结课汇报等部分，学生在课程中一直保持着一定的紧张度并一点一点进步。学生除了感到很有收获外，还有一个重要的感受是"比较辛苦"。课程开了几年，中间出现过因选课人数不足而停开的年份，所以到目前每年选课的都是对问卷设计有"真爱"的同学。

同学们的"辛苦"体验，除了源于这门课程本身就比较辛苦、不那么好"混学分"外，另外一个重要原因是这门课程没有合适的教材。心理学和教育学领域有一些参考书，但学科方向不完全契合；一些外文图书被翻译成中文后又晦涩难懂。所以在 2018 年我下定决心，申请了北京大学医学出版基金，希望以此作为外部推动力，促使自己开发一本教材。

教材的编写是极其锤炼人的过程，每一行文字都要字斟句酌，每一个概念都要追根溯源，每一个软件都要驾轻就熟。全过程仿佛自己又孕育了一个孩子，很辛苦，也很享受。这个初生的婴儿还很稚嫩，希望读者们能一起来呵护她，而最好的呵护莫过于发现问题及时纠正。

这本教材的读者群定位在高校公共卫生专业的教师与研究生，以及从事现场调查研究工作的公共卫生工作者及其他科研工作者。现场调查技术是公共卫生领域的看家本领之一，问卷设计的好坏直接关系到数据的可靠性和有效性，希望本书的出版可以给大家提供一定的参考。本书第一章概述问卷的起源、分类、使用等基本内容；第二章和第三章详述问卷的设计与编制；第四章介绍误差的来源与控制；第五章在经典测验理论和项目反应理论视角下考量题项；第六章和第七章分别详细讲解信度和效度的估计方法；第八章重点说明探索性因子分析和验证性因子分析的软件实现过程，涉及 SPSS、LISREL、M*plus* 以及 R 的部分应用。相信这些既涉及理论又包含操作的内容可以对大家的问卷调查实践工作有所帮助或启发。问卷是方法学，只有用起来才是真把式。如果在学习和使用过程中发现本书的错误和纰漏，敬请大家批评指正！

本书得到了国家自然科学基金（71673009）和北京大学医学出版基金的资助，编辑们为本书的出版辛勤工作，在此表示衷心的感谢！也要特别感谢每年选课的研究生们，你们是我编写本教材的动力源泉！

孙昕霙

2019.12.31

补记：

新型冠状病毒肺炎疫情来袭，医生和疾控人员逆行抗疫，而教师们的前线从三尺讲台搬到了"云"上。录课其实可以选择在电脑上简单录屏，不过我权衡之后还是选择到演播室"出镜"，于是有了这本书的视频讲解部分（每章节的讲座视频可扫描书后二维码观看）。录课的过程算是一场速战速决的战役。前期系里的皮鑫老师、我的研究生们（黎泽明、王陶陶、郭怡、张一飞、樊理诗）帮我制作和美化幻灯片；录制过程中北京大学医学部继续教育学院提供了演播室，张翼老师加班加点、随时指导；后期北京大学新闻与传播学院的研究生们（张鑫智、秦紫薇、孙竞和高大蕊）对视频进行了精心的剪辑。在这里衷心感谢大家的辛苦付出，没有大家的帮忙，我不可能在1个月内打赢这场仗。由于时间仓促，难免有疏漏之处，敬请读者们海涵并指正！

2020.5.25

目　　录

第一章 调查问卷与量表的概述

当问卷与量表被用到健康领域时，其社会研究的特征被凸显出来，能否获得准确的测量数据显得至关重要。通过本章的学习，我们要对调查问卷和量表有初步的了解，知道问卷是从哪里来的，有什么特征，有哪些作用和使用方式。

第一节 问卷和量表的起源与发展

一、中国古代的测量思想与问卷起源

《孟子·梁惠王上》中有这样一段文字："权，然后知轻重；度，然后知长短。物皆然，心为甚。"意为"用秤称一称，才能知道轻重；用尺量一量，才能知道长短。什么东西都是这样，人的心更需要这样"。诚然，这句话的内涵是提醒人们经常反省自己，衡量自己。那么问题来了，重量可以用秤称量，长度可以用尺测量，那么"心"用什么工具来测量？在与健康相关的领域，从自然科学角度，人们创造了各种各样的测量工具，小到体重秤、体温计、血压计，大到心电图机、磁共振成像；然而要测"心"（即人们的观点、态度、动机、性格），则需要借助社会科学的工具——问卷和量表来实现。

望、闻、问、切是中医传统的诊断方法，其本质是对患者全面的测量。《黄帝内经·素问·疏五过论》第七十七篇中说道："圣人之治病也，必知天地阴阳，四时经纪，五脏六腑，雌雄表里。刺灸砭石，毒药所主，从容人事，以明经道，贵贱贫富，各异品理，问年少长，勇怯之理，审于分部，知病本始，八正九候，诊必副矣。"翻译成现代文为：圣人治病，必知自然界阴阳的变化，四时寒暑的规律，五脏六腑之间的关系，经脉之阴阳表里，刺灸、砭石、毒药的适应证，更需周密地详审人情事理，掌握诊治的常规，从患者的贵贱贫富，区分其各自发病的特点，问其年龄，了解其性情勇敢还是怯懦，审察疾病出现的部位，才能知道病的根源和起始部位，并结合四时八风及三部九候脉象进行分析，这样才能准确无误地诊治疾病。这段话体现了中医的精髓，强调诊治疾病必须结合季节、气候、水土、生活习惯、性情好恶、体质强弱、年龄、性别、收入等诸多因素，这可以

说对疾病的躯体因素、内在心理因素和外在环境因素进行了全面的衡量。

中国最早的问卷可以追溯到隋唐时代兴起的科举制度。科举制度的考试主要内容是儒家经典"四书五经",考试的方式有帖经、墨义、口试、策问和诗赋等。帖经有如现代试卷的填空与默写。考官从经书中选取一页,摘其中一行印在试卷上。根据这一行文字,考生要填写出与之相联系的上下文。墨义就是围绕经义及注释所出的简单问答题。笔试时在一张卷子中,这类题目往往多达 30 ～ 50 道。口试则是口头回答与墨义同类的问题。策问,即议论,依据考官提出的有关经义或政事问题,考生发表见解,提出对策,类似现代考试的论述题。诗赋即要求考生撰写杂文两篇(一诗一赋),类似于现在的作文题。

二、西方近代问卷和量表的起源与发展

1．社会学领域

问卷作为一种社会科学调查工具的历史可以追溯到 19 世纪 30 年代。比利时有位天文学家、数学家、统计学家和社会学家名叫克托莱(Adolphe Quetelet),这个名字你也许很陌生,但是你对体质指数(body mass index,BMI)一定不陌生,克托莱正是 BMI 的提出者,因此 BMI 也称为克托莱指数。克托莱在 1835 年出版了《关于人与其能力发展的论文》(*A Treatise On Man and the Development of His Faculties*)。克托莱提出社会物理学,力图将统计学的方法应用到社会科学中。他深知社会现象极其复杂,需要测量诸多变量,他也试图用社会因素去解释所测量的变量。许多变量是通过问卷的方式获得的,测量了品行、道德、对人意愿的控制等社会现象。该问卷的最早版本是法文版,随后很快被译成德文版、英文版。

1838 年英国伦敦《统计学会杂志》(*Journal of the Statistical Society*)的创刊号发布了该统计学会的年度总结,其后附有一份完整的调查问卷。众所周知,英国在 19 世纪 20—30 年代完成了工业革命,伴随而来的是工人们为了争取自己的权利而掀起的罢工运动。为了了解工人运动的情况,伦敦统计学会成立了专门的委员会进行关于罢工的调查。调查采用匿名自填的方式,问卷与说明信一起印刷并分发到有填写能力的、与罢工相关或者对社会福利感兴趣的手工业劳动者、工厂的雇佣工人等被试者手中,问卷也被分发到报纸的编辑们手中和伦敦所有的机械化研究所。这份问卷共包含 57 个问题,内容涉及方方面面,包含居住地、人口数、人口特征、参与人员的阶层、每周平均收入等社会人口学状况,也包含罢工发生时的贸易环境,参加贸易工会的相关情况,罢工的发生情况、组织情况,在罢工中发生疾病与死亡的情况、入院人数、罢工对所在地区贸易的影响等,询问

非常详细。这份问卷是学术刊物上可考的最早的问卷。

早年采用问卷法的目的主要是调查被访者的观点和态度，存在的问题主要表现为问卷的设计缺乏系统性和科学性，取样十分随意，参与方式多为自愿。20 世纪 30 年代，问卷法随着商业机构和教育机构的大量采用，有了突破性的发展。随着受试人数增多，研究者开始关注样本的代表性，考虑受试的观点和态度倾向，更加注重问卷的科学性和社会性，使问卷结果的可信度有了大幅提高，问卷逐渐成为一种科学的研究方法。1936 年和 1948 年的两次美国总统大选的民意调查，很大程度上提高了问卷法在样本选择上的科学性。自 1948 年以后，问卷的设计与研究出现了明显的改善，这一时期研究者在注重问卷质量、问题设计的科学性和系统性以及对测试人员进行训练的同时，也更关注影响受试观点的因素，更加注重受试样本和无偏见受试的选择。

2．教育学领域

量表作为标准化测验应用于西方教育领域一般被认为出现在 19 世纪 60 年代。英国格林尼治医院的教师费希尔（George Fisher）通过收集学生的算术、拼写、语法、作文、历史、自然、书法、图画等科目的成绩，汇编成量表集作为衡量学生各科成绩的标准。

1904 年美国教育心理学家桑代克（E. L. Thorndike）出版了《心理与社会测量导论》（*Introduction to the Theory of Mental and Social Measurements*）。该书系统地介绍了统计方法及量表编制的基本原理。1909 年，桑代克根据统计学"等距"原理为测验量表确定了单位。他还编制了书法量表、拼写量表、图画量表、作文量表等。他被后人誉为教育测量的鼻祖。同时，这本书在心理测量领域也影响很大。

3．心理学领域

19 世纪后期在西方，随着心理学和统计学的迅速发展，心理测验自然而然地发展起来。心理测验对问卷和量表的发展起到了巨大的推动作用。最先倡导测验运动的是英国生物学家、心理学家、优生学创始人高尔顿（Francis Galton），他是达尔文的堂弟。高尔顿 1869 年出版了《遗传的天才》（*Hereditary Genius*），指出人的能力来自遗传，其差异可测量。他在调查遗传问题时，测量了有亲缘关系和无亲缘关系的被试的特性，以考察相似度。高尔顿在 1884 年创立了人类测量实验室，用了 6 年时间，系统收集了 9337 人的生理、感知觉方面的资料。高尔顿是等级评定量表、问卷法及自由联想法（问卷中回答问题的一种方式，详见本书第三章）的先驱。高尔顿还把数学家研究出来的统计技术应用于个体差异的分析，例如相关系数和百分位法。他的学生皮尔逊（K. Pearson）后来创立了积差相关法。

这些是目前仍在使用的最基本的统计方法。

1879 年，德国心理学家冯特（W. Wundt）在莱比锡大学建立了第一个心理学实验室，旨在通过实验心理学发现人类行为的一般趋势，即共同性。结果发现，实验对象的反应经常不同，而这种差异并非全是偶然因素导致，而是体现了个体能力上的差异。于是，他发明了测量思维敏捷性的工具。卡特尔（J. M. Cattell）师从冯特，也深受高尔顿的影响。他编制了 50 个测验，测量肌肉力量、运动速度、疼痛知觉、视听敏感度、反应时、记忆力等，研究结果发表在 1890 年的《心理》（*Mind*）杂志上，题为《心理测验与测量》（*Mental Tests and Measurements*）。可以看出，这些测量试图用生理能量反映心理能量。

直到比奈（A. Binet）时期，心理测量开辟出一条新路径。1904 年法国教育部组织了一个由医学家、教育学家与科学家组成的委员会，专门研究公立学校中低能班的管理方法，比奈位列其中并竭力主张用测验法辨别出有心理缺陷的儿童。1905 年，比奈与西蒙（T. Simon）医生合作编制了世界上第一个智力测验——比奈 - 西蒙智力量表，并将该量表发表在法国的《心理学年报》（*Lannée Psychologique*）上，题为《诊断异常儿童智力的新方法》（*New Methods for the Diagnosis of the Intellectual Level of Subnormals*）。该量表共包括 30 个由易到难的项目，其中有指出身体各个部分、列举常见物品、比较两条线的长短、辨别颜色和左右以及复述等测验内容。量表适用于 3 ~ 11 岁儿童，每个年龄组的测验内容不同。1908 年和 1911 年比奈对量表修订过两次。第一次修订使测验项目增至 59 个，全部项目按年龄水平分组，成为第一个智力年龄量表，即儿童能通过哪个年龄组的测验便说明他具有几岁的智力水平；第二次修订增删了一些测验项目（总数仍为 59 个），把量表的适用范围扩展至 17 岁。美国著名心理学者波林（E. G. Boring）曾这样总结，在心理测验领域，19 世纪 80 年代是高尔顿的 10 年，19 世纪 90 年代是卡特尔的 10 年，20 世纪第一个 10 年是比奈的 10 年。

1904 年，以桑代克的《心理与社会测量导论》为契机，美国国内的量表与测量运动开始迅速发展。比奈 - 西蒙智力量表问世后，迅速传至世界各地。美国斯坦福大学的心理学家推孟（L. Terman）于 1916 年修订并发表了"斯坦福 - 比奈智力测验量表"，该量表有 90 道题，首次采用了智商（intelligence quotient，IQ）的概念，并沿用至今。随后诸多学者开发了大量的心理测验量表，有针对成人的韦克斯勒成人智力量表，有针对幼儿的韦氏幼儿智力量表，有非文字的瑞文标准推理测验等。

三、中国近代问卷和量表的应用与发展

辛亥革命之后，中国学者开始引进西方先进的测量理论和方法。1915年，中国出现了最早的问卷测量。此次测量由英国人克赖顿（Creighton）在广东进行，使用了从英文翻译过来的问卷，对500个受试者进行了有关语言学习的测量。1916年，樊炳清首次将比奈-西蒙智力量表介绍到中国。1920年，廖世承和陈鹤琴首次在南京高等师范学校开设心理测验课；1921年，两人合著《心理测量法》一书。1922年，费培杰将比奈-西蒙智力量表译成中文。1931年，艾伟、陆志韦、陈鹤琴等倡议组织并成立了中国测验学会。1932年，《测验》杂志创刊。此时中国的智力测验和人格测验约20种，教育测验50种。这些应用与发展基本上在心理学、教育学领域。

问卷和量表在中国公共卫生领域的应用可以追溯到20世纪30年代，而且与中国健康教育事业的奠基人陈志潜先生密不可分。医学出身的陈志潜先生于1930—1932年在美国哈佛大学进修公共卫生学，从此开始为我国公共卫生事业贡献了一生。1932年，陈志潜接受了导师兰安生的建议和国际乡村改造运动倡导者晏阳初的邀请来到河北定县。1932—1937年，陈志潜任中华平民教育促进会卫生教育部主任，主持定县农村建设实验区的卫生工作。他的抱负是"通过社会实验设计出一个向中国农民提供保健和现代医疗的模式体系"。陈志潜的实验首先从社会调查和生命统计入手，通过对13 556人的入户调查得到了丰富的一手资料，从而得到了出生率、死亡率、新生儿死亡率等重要数据。研究发现其中37%的疾病是可以预防的，32%可以通过早期治疗获得痊愈。在深入调查分析的基础上，他认为应当首先从可预防和可治愈的疾病防治着手，采用预防为主、防治结合的策略，通过建立定县三级卫生保健网、培训保健员、培训接生员、改水改厕、村民健康教育、学校健康教育、学生保健等一系列措施，针对主要流行疾病进行综合防治。同时，他将健康教育纳入平民教育内容，培养村民的卫生意识，推动改变不健康的传统生活方式和行为。经过几年的努力，实验区的卫生状况得到了很大改善。特别难能可贵的是，整个保健网的经费平均每人每年仅为0.10元（约折合0.05美元）左右，即使是比较穷的农村地区也能承受得起。这套模式被称为"定县模式"，直接影响了新中国"预防为主"的卫生工作方针，以及农村合作医疗制度和县、乡、村三级卫生保健网的建设，甚至影响了世界卫生组织"2000年人人享有初级卫生保健"的全球战略目标的提出。

在定县实验区研究中，除了采用大量的登记表、记录表外，用于询问知识和

态度的问卷也有据可考。1931 年起，中华平民教育促进会卫生教育部开始试办小学卫生子项目，以 20 个小学校为试点，小学生共 1255 人。试验的目的是改善学校、个人和环境卫生，促进卫生习惯的建立。这个子项目的评价除了学生沙眼、头癣、口腔卫生、体重等医学指标和出勤率外，还采用知识类问卷的答对率来比较接受 15 讲健康教育课和只阅读健康教育读本所取得的效果差异，以及由护士和班主任分别担当健康教育课讲授人的差异。结果显示，上课远比书本效果好，护士讲授远比班主任讲授的效果好。由于态度和习惯的问题不易在小学生中施测，替代的办法是在教员中征求意见，共询问了 8 个问题，例如"阁下觉得工作繁忙无力顾及卫生否""阁下认为卫生工作比识字写字同等重要否""学生清洁状况是否较前进步""学生对于缺点纠正方法有无何种痛苦"等。可见，研究灵活运用了定量问卷和定性提纲来对项目的效果进行评价。

第二节　问卷和量表的概念与区别

一、问卷和量表的概念

问卷（questionnaire）的原意是指"一组问题"（a set of questions）或"问题的集合"（a collection of questions）。问卷指的是为了调查和统计用的、由一组问题所构成的表格，是研究人员常用的一种收集资料的工具。而问卷研究是通过书面的方式，根据严格设计的题目或问题向研究对象收集资料和数据的一种方法。美国社会学家艾尔·巴比（Earl Babbie）曾评价问卷的地位与作用：问卷是社会调查的支柱。问卷是社会各行业搜集相关信息的重要途径，可以根据收集的信息进行整合分析，以得出问题的答案，有助于调查者进一步分析处理和完善有关事项并制定有效的决策和策略。

量表（scale）同样是收集数据的一种手段，其本意是刻度、衡量，因此与物理中的测量密切相关。与物理中测量不同的是，量表中的测量主要用到社会科学中，按特殊的规则将数字或序号分配给目标、人、状态或时间，将其特性进行量化。这是一个分配数字或符号的过程，在这个过程中量表可以被看作是测量的一个补充，是企图确定主观、有时是抽象概念的定量化测量工具。量表是指根据特定的法则，把数值分派到受试者、事物或行为上，以测量其特征标志的程度的数量化工具。它的适用范围较广，如心理学测量、社会学的态度测量、行为学测量等。

二、问卷与量表的差异

问卷与量表都是研究者用来收集数据的一种工具，也可以说是对个人行为和态度的一种测量技术。虽然问卷和量表都可以用来收集数据，但这两者存在一些差异。

1. 在编制架构上的差异

（1）编制依据和目的上的区别：量表通常以理论和构念为依据，而问卷以研究目的为依据。量表的编制需要以一定的理论和概念含义为基础。例如 A 型行为人格量表就是根据美国心脏病学家弗里德曼（M. Friedman）和罗森曼（R. H. Rosenman）从冠心病患者身上观察而定义的 A 型行为的特点来编制的，这些典型特点包括速度和性急因素、为工作献身的因素、刻苦和竞争的因素，从这些方面编制问题，经过筛选后形成量表。而调查问卷只以调查研究的内容为依据，题目符合主题即可，不一定具有特定的理论依据。在编制问卷时，只要研究者先将所要研究的主题厘清，如要调查年龄、性别、收入、性格的自我评价等，将所要了解的问题罗列出来，然后依序编排即可。例如国际身体活动问卷（IPAQ）就从工作类身体活动、家务类身体活动、交通往来类身体活动、休闲锻炼类身体活动等方面进行频率、强度、时间上的询问。

（2）内容之间关联性的区别：量表的各分量表需要有明确的定义并相关，问卷则无此要求。量表往往测量的是某一个概念主题或结构，量表的各个内容之间都与此主题相关，或者是这个主题的某个成分。在编制量表时，若没有分量表，编制者就直接将此量表的定义加以说明。若所编制的量表包含若干个分量表，需要将每个分量表的定义都界定清楚。一方面让编制者在编题时能切合各个分量表的主题，另一方面是让使用者能了解各个分量表的含义。例如上文的 A 型行为人格量表共包含 60 道题目，其中 25 道反映时间紧迫感（TH），25 道反映竞争性（CH），另外 10 道是测谎题（L）；计分时会根据 TH 和 CH 的回答情况来计算总分。而问卷则比较分散，想要调查了解什么，就设计什么题目，这些题目之间不一定具有共同的含义和联系。

2. 在计分上的差异

量表以各个分量表为计分的单位，问卷以各题为单位来计次。由于量表是将各题的分数相加而得到一个分数，因此所得的分数属于连续变量。假如一个量表有若干个分量表，其计分的方式是以各个分量表为单位，将分量表中每一题的分数相加即可。问卷则和量表不同，它以单题为计算单位，亦即以每一题的各个选项来计算其频次，所得的结果是各个选项的频数或构成。

3．在统计分析方法上的差异

量表在描述统计方面，可以算平均数、标准差、积差相关。在推论统计方面，由于量表一般可以用来做因子分析，然后形成不同的因子分，因子分是连续变量，因此可以做各种高级的统计，例如独立样本 t 检验、方差分析、回归分析等。

问卷的题目是分散的，只能对单个题目进行分析，并且都是描述性统计（分析频率、百分比等）；在推论统计方面，部分题目可以进行卡方检验。

4．标准化程度的区别

量表从编制、测量到统计分析过程都是标准化和数量化的，一般需要经过试测、初测、正式测试等多个环节，并经过项目分析、信度和效度分析之后才能形成，标准化程度和科学性比较高。而问卷一般只是前期编制时对题目进行修改之后直接形成的，中间没有标准化的项目分析、因子分析以及信度和效度分析。

由上述内容可见，问卷和量表还是有区别的。总体来说，量表要比问卷严格，但是随着研究者越来越重视问卷的科学性，使得二者逐渐被当做同义词。一份问卷可以不含量表，也可以包含一个或者多个量表。在国内与国外期刊网站上，都能看出问卷（questionnaire，inventory，polling）与量表（scale）是混用的。因此，本书也不对两者做过多区分，全书行文中多数情况下"问卷"与"量表"通用，同时遵循一些约定俗成的使用习惯。

第三节　问卷的分类

从问卷的填答方式、发放方式、提问形式等角度，可将问卷分成不同类别。

一、依据填答方式分类

根据填答方式的不同，调查问卷可划分为自填式问卷和代填式（访问式）问卷。

自填式问卷是指由调查者发给（或邮寄给）被调查者，被调查者根据实际情况自己填写的问卷（例1-1）；代填式问卷是指调查者按照事先设计好的问卷或问卷提纲逐一向被调查者提问，然后根据被调查者的回答，由调查者填写的问卷（例1-2）。两者的最大区别在于自填式问卷的阅读人是被调查者本人，代填式问卷的阅读人是调查员，所以两者在形式和设计要求上会有所不同。

例 1-1　自填式问卷节选

国际身体活动问卷（2002 年短版）

我们想了解人们在日常生活中对哪些身体活动感兴趣，这个问卷会询问您<u>最近 7 天内</u>花在身体活动上的时间。请回答每一个问题，即便您觉得自己是一个不怎么进行身体活动的人。请想一想您在工作时的身体活动、在家务活中的身体活动、从一个地方到另一个地方的交通出行涉及的身体活动，以及您在空闲时间所进行的休闲活动、锻炼或运动。

想一想<u>最近 7 天内</u>您做过所有消耗体力的身体活动，这些身体活动指需要付出体力且使您的呼吸比平常加快的活动。仅回忆您所做过的每次至少 10 分钟的那些身体活动。

1．最近 7 天内，您有几天做了剧烈的身体活动，如提重物、挖掘、有氧运动或是快速骑车？

每周＿＿＿＿＿＿＿天

□　无剧烈身体活动　　　→跳到问题 3

2．在这些天中，您平均每天进行剧烈身体活动的时间有多久？

每天＿＿＿＿＿＿＿小时＿＿＿＿＿＿＿分钟

□　不知道或不确定

3．最近 7 天内，您有几天做了中等强度的身体活动，如提轻的物品、以平常的速度骑车或网球双打？请不要包括走路。

每周＿＿＿＿＿＿＿天

□　无中等强度体育活动　　　→跳到问题 5

4．在这些天中，您平均每天进行中等强度身体活动的时间有多久？

每天＿＿＿＿＿＿＿小时＿＿＿＿＿＿＿分钟

□　不知道或不确定

想一想最近 7 天您花多少时间在走路，包含工作、在家、从某地到某地、娱乐、游戏或休闲时的走路。

5．最近 7 天内，您有几天是步行且一次步行至少 10 分钟？

每周＿＿＿＿＿＿＿天

□　没有步行　　　→跳到问题 7

6．在这些天中，您平均每天花多长时间在步行上？

每天_____小时_____分钟

☐ 不知道或不确定

最后的问题是在最近连续 7 个非假日时间（扣除周六与周日）您花多长时间坐着，包含在工作中、在家里坐着做事情及休闲时的坐着，包含坐在书桌旁、拜访朋友、读书或者躺着或坐着看电视。

7．最近 7 天内，工作日里您有多长时间是坐着的？

每天_____小时_____分钟

☐ 不知道或不确定

问卷结束，感谢您的参与。

例 1-2　代填式问卷

全球成人烟草调查核心问卷（2009 年版本节选）

个人调查问卷

问卷编号：_____-_____

知情同意（给选定的调查对象朗读下面的一段话）：

您好，我在_____单位工作，我们在进行一次有关中国人吸烟的调查，您的家庭被选中参加调查。本次调查大约需要 30 分钟，所有被选中的人的回答对调查结果都非常重要，卫生部需要这些信息为制定卫生政策提供依据，所以我们非常感谢您全家的参与。您提供的任何信息都会严格保密，我们只使用汇总信息，不会使用您个人的信息，其他人，包括您的家人，都不会得到您的任何个人信息。但是，我还是要告诉您，参与完全是自愿的，假如您不愿意，或在中途不愿意，随时可以退出调查或者拒绝回答您不想回答的问题。同时，我们会给您家留下联系信息，如果您和您的家人有任何关于本次调查的问题，可以使用电话联系我们。

如果您同意参加，我们将单独对您进行调查。

询问选定的调查对象是否同意参加调查：

是　　　　　　　　　　　☐1【继续调查】

否　　　　　　　　　　　☐2【结束调查】

A 部分：个人信息

介绍：首先，我要问几个关于您的个人情况的问题。

A1：（调查员：观察并记录性别，必要时询问）

男　　　　　□1

女　　　　　□2

A2：您的出生年月是何时？

年：□□□□（如果不知道，填"7777"）

月：□□（如果不知道，填"77"）

（调查员：如果月份为"77"或年份为"7777"，继续问 A3，否则跳至 A4）

A3：您今年多少岁？

（调查员：如果调查对象不确定自己的年龄，可请他/她估计，记录答案）

□□□　岁

（其余社会人口学状况题目略）

B 部分：吸烟

介绍：现在我想问您几个关于吸烟的问题，包括吸卷烟、雪茄、烟斗、手卷烟等。

B1：您现在吸烟吗？每天吸，不是每天吸，还是不吸？

每天吸　　　　　　□1→跳至 B4

吸，但不是每天　　□2

不吸烟　　　　　　□3→跳至 B3

不知道　　　　　　□7→跳至下一部分

B2：您以前是否曾经每天吸烟？

是　　　　　□1→跳至 B8

否　　　　　□2→跳至 B10a

不知道　　　□7→跳至 B10a

（其余题目略）

对比例 1-1 和例 1-2 两种问卷，可以发现两者最主要的不同点在于"述说"对象不同：自填式问卷的述说对象是被调查者，所有的指导语都是针对被调查者的；

代填式问卷的述说对象是调查员，在问卷主体内容中必要的地方穿插着对调查员实施调查、询问方法、题目内涵、填写方式等方面的提示和指导。

二、依据发放方式进行分类

根据发放方式的不同，问卷可分为送发式问卷、邮寄式问卷、报刊式问卷、人员访问式问卷、电话访问式问卷和网上访问式问卷等。

1．送发式问卷

由调查者将调查问卷送发给选定的被调查者，待被调查者填答完毕之后再统一收回。这种方式比较适合在街区、楼宇、宿舍等地点进行调查，配合系统抽样的方法，依据门牌号、房间号按一定的间隔进行等距抽样，逐一发放，然后再按发放次序逐一收回。

2．邮寄式问卷

通过邮局将事先设计好的问卷邮寄给选定的被调查者，并要求被调查者按规定的要求填写后回寄给调查者。这种方式很传统，不过在美国依然被采用，主要依赖于美国非常完善的邮政系统和门牌号系统，即便是在美国西部很荒凉的地方，每家也都有其唯一且可识别的门牌号码，普通信件的邮资也非常便宜。依据门牌号进行抽样，可以在很大程度上提升样本的代表性。居民收到的邮件中通常在问卷之外还会有另外一个信封，且已经贴好邮票，这可以大大提高问卷的回收率。另外，为了提高应答率，会给被调查者一定的经济奖励（例如几美元），待问卷审核合格后不久（例如1个月），一张现金支票会寄到此地址，因此现金支票的一直使用也使这样的调查方式得以维持到现在。在我国，这种方式极少采用，尤其在当前人口流动比例大，人户分离现象严重，邮政信箱几近弃用的情况下。

3．报刊式问卷

这类问卷随报刊的传递发送问卷，要求报刊读者对问题如实作答并回寄给报刊编辑部。这种方式至今仍然在使用，但是随着报刊发行量的逐渐减少，调查机构已经越来越少使用这种方式。报刊本身欲了解读者的满意度时仍会采用。

4．网上自填式问卷

这类问卷在互联网上制作，并通过互联网来进行调查。随着网络的普及，这种方式被采用得越来越多。这种方式非常便捷，调查效率也高，但最致命的缺点是调查对象的选择偏倚。显然，经常使用网络的人与不经常使用网络的人相比，参加网上调查的概率更大。

5．人员访问式问卷

由调查者按照事先设计好的调查提纲或调查问卷对被调查者提问，然后再由调查者根据被调查者的口头回答如实填写问卷。这种方式具有最好的人际交流效果，反馈及时，在定性研究中是效果最好的优选方式，在定量调查中也非常常用，尤其在被调查者文化程度比较低的情况下，他们无法自行完成问卷，只能由调查员在询问后代填。这种调查方式的应答率通常较高。

6．电话访问式问卷

此类为通过电话来对被调查者进行访问调查的问卷类型。市场调查的用户反馈经常采取这种方式。由于调查员与被调查员没有见面互动，所以相比直接面对面的调查而言，电话调查拒访率更高，访谈时间也更短。

依据填答方式和发放方式进行问卷分类的图示见图 1-1，不同种问卷的使用情况比较见表 1-1。

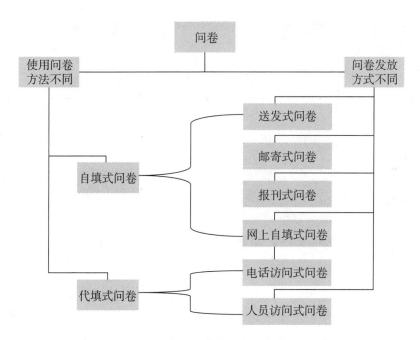

图 1-1　问卷的分类（按填答方式和发放方式分类）

表1-1　不同种问卷的使用情况比较

	自填式问卷调查				代填式问卷调查	
	报刊式问卷	邮寄式问卷	送发式问卷	网上自填式问卷	人员访问式问卷	电话访问式问卷
调查范围	很广	较广	窄	很广	较窄	可广可窄
调查对象	难控制和选择，代表性差	有一定控制和选择，但回复问卷的代表性难以估计	可控制和选择，但过于集中	有一定控制和选择，代表性在一定程度上可以估计	可控制和选择，代表性较强	可控制和选择，代表性较强
影响回答的因素	无法了解、控制和判断	难以了解、控制和判断	有一定了解、控制和判断	有一定了解、控制和判断	便于了解、控制和判断	不太好了解、控制和判断
回复率	很低	较低	高	较高	高	较高
回答质量	较高	较高	较低	较高	高	不稳定
投入人力	较少	较少	较少	很少	多	较多
调查费用	较低	较高	较低	低	高	较高
回收时间	较长	较长	短	短	较短	较短

三、依据提问形式来分类

从问卷的提问形式上看，调查问卷可分为结构型问卷和非结构型问卷。

1．结构型问卷

结构型问卷，又称为封闭式问卷，它的特点是组织结构设计上非常注重严密性，问题的设置和安排具有结构化形式，问卷中提供有限的答案，调查对象只需按规定进行选择，不能自由发挥。由于结构型问卷已设置了有限的答案供被调查者选择作答，因此它适用于广泛的、不同阶层的调查对象；同时有利于控制和确定研究变量之间的关系，易于量化和进行数据的统计处理。因此，这类问卷被普遍使用。但是由于结构型问卷的局限性，即在回收的问卷上难以发现特殊的问题，也就是说难以获得较深入、详尽的资料，因此，通常在结构型问卷为主的情况下，可以加入几个开放性问题，两类形式的问卷结合使用可以获得更好的效果。

2．非结构型问卷

非结构型问卷，又称为开放式问卷，它的特点是在问题的设置和安排上，没有严格的结构形式，受试者可以依据本人的意愿做自由作答。非结构型问卷一般被用做定性研究，方便就某些问题进行深入的调查，或者在结构型问卷设计的初始阶段用于探索。通过非结构型问卷，我们可以收集到范围较广泛的资料，可以深入发现某些特殊的问题，探询到某些特殊调查对象的特殊意见，也可以获得某项研究的补充和验证资料。有时候研究者可以根据受试者的反应，形成另一个新问题，作进一步的调查，使研究者与调查对象之间形成交流，使研究更为深入。

在实践中，两种问卷可以结合在一起使用，例如以结构型问卷为主，后面附有几道开放性问题用于征求更广泛的意见和看法，也可以是非结构型问卷为主，但是调查对象的一般社会人口学资料收集采用结构型问卷的形式以提高记录效率。

结构型问卷和非结构型问卷的特点对比见表 1-2。

表1-2　结构型问卷与非结构型问卷的特点对比

	结构型问卷		非结构型问卷	
	优点	缺点	优点	缺点
前期投入	—	一份精心设计的问卷前期需要大量投入	前期投入小	—
题目灵活性	—	问卷一旦印制出来付诸调查，题目就不能改变	提问内容灵活，可以在询问过程中随时增加提问内容	—
内容获取	被调查者对问题的含义通常是清楚的，回答具体可用，不会产生不相干的回答	由于备选答案的设置限制，被调查者可能对提供的答案不满或不同意而盲目勾选，或者拒答不能发现意想不到的资料。难以发现被调查者回答上的细微差异	回答不受所提供的答案范围的限制，被调查者可自由发表看法；研究者能了解到意想不到的看法	会产生无价值或不相关的回答而浪费时间
回答难度	回答简便，无需更多时间思考，不需要较高的撰写技能	由于备选答案的存在，难度降低，被调查者有碰巧答对的概率，因此易产生不可信的回答	—	对调查内容本身缺少了解的被调查者回答起来感觉困难

续表

	结构型问卷		非结构型问卷	
	优点	缺点	优点	缺点
效率	可以众多被调查者同时参与，单位时间内获得信息的效率高	—	—	单位时间内被访人数受限，获得信息的效率低
资料整理分析	标准化程度高，容易进行统计分析，客观性强	—	—	资料的转录、编码等处理过程会花费大量时间 被调查者的回答是非标准化的，难以进行对比和统计分析。对被调查者回答的鉴定易带主观性
被调查者配合度	—	会存在一定的拒访	面对面方便交流，便于赢得被调查者的合作	—
适用范围	适用于各种中大规模调查	样本数量不满足统计需要时，无法使用	适用于探索性研究 适用于复杂问题的深度研究 适用于结构型问卷的设计阶段	不适合大规模调查
调查人数	人数多，基于概率的抽样代表性好	—	人数少，强调典型性、信息饱和性	不具有代表性

第二章 问卷设计的程序

问卷设计是以调查为主要研究手段的研究者的基本功，问卷设计的好坏会影响调查过程的流畅程度，也会影响数据收集的质量。问卷设计是兼具科学性和艺术性的工作。

第一节 问卷设计的概述

一、问卷设计的基本原则

在进行问卷设计的时候，应当遵循下述原则。

1．调查目的明确

任何问卷都应当围绕同一主题即目的来进行设计。问卷必须包含必要的资料，删除无关资料以及可有可无的问题。对于以描述现象为主要目的的研究，只要做到全面收集客观事实即可。对于目的为解释现象、验证理论的研究，则需要确保问卷的条目或者问题都与该现象或理论密切相关。

2．调查内容全面

在设计问卷的时候，要注意调查内容全面，避免遗漏。可以遵循由整体到局部，再由部分到整体的思路。从研究目的出发，根据研究框架，进行单个条目或问题的设计，确保单个条目或问题与研究框架衔接。还可以根据目的明确问题定义，采用层次分析法分解问题，从上层的问题开始逐级分解，最后以最具体的问题结束，自上而下设计完整的分量表。这有赖于前期的文献调研、实践观察、专家指导和主观经验。

3．以被调查者为本

问卷由研究者设计，是研究者收集资料进行分析的工具。所以，站在研究者的角度，问卷是为研究者服务的。但是，问卷的最终使用对象是被调查者，问卷是否能够真实、全面地收集到相关资料，都要看这份问卷是否让被调查者满意，他们是否愿意根据问卷的条目或问题真实作答。所以，站在被调查者的角度，问卷是获取其个人信息的媒介，如果问卷没有让被调查者感到一定的亲和力和容易程度，被调查者会漏答问题、不能按照要求完成问卷，甚至拒绝填答或者故意隐瞒信息等。因此，为了能够获取到研究者希望获得的资料，问卷设计应当从被调查者角度出发，做到以下几点：①简洁：条目或问题表述简洁，问卷不宜过长，一般填写时间不多于45分钟。②清晰：尽量用正性表述，避免使用否定或双重否定的问题，这样会增加回答和理解的难度；避免使用专业词汇、晦涩词汇。③间接：对于涉及隐私的问题要采用间接设计，避免直接提问造成被调查者的警惕、不满或者戒备心理。例如使用委婉词，或者采用情境法，假设被调查者处于某种情境中，询问其在该情境中的反应或者选择。④排他：条目或问题的选项是同一维度或者水平上的分类，避免交叉重复。当无法全部枚举时，增加一个"其他"选项。

4. 问题表述中立

问卷条目或问题的表述要避免诱导性，包括叙述倾向性和权威倾向性。要让被调查者独立、客观作答，不能让其容易产生主观臆断。

5. 结构完整

一份完整的问卷应当包括问卷标题、封面信、指导语、知情同意书、填答方式、问题主体、末尾致谢几个部分。一份结构完整的问卷会让被调查者感到调查的正式性，提高其对本次调查的重视程度。

二、问卷的基本结构

尽管在具体研究中，研究者们使用的问卷多种多样，但是问卷往往有以下几部分：问卷标题、封面信、指导语、问题与答案。

1. 问卷标题

标题概括了调查研究的主题。被调查者通过标题可以对所要回答的问题有一个大致的了解。标题要做到简明扼要、一目了然，并且最好能引起回答者的兴趣，增强其参与问卷调查的责任感，例如"中国居民营养状况调查"。注意不要简单采用"问卷调查"这样的标题，它容易使被调查者产生疑虑，进而导致拒答率的上升。

2. 封面信

封面信也称为卷首语，是问卷调查的"敲门砖"，关系到能否获得被调查者的信任、打消其疑虑，以及引起其兴趣，是整个调查是否成功的关键点。恰当的封面信可使被调查者形成一定的心理准备，并获得其信任，以便于进入交谈或填答过程；同时，也体现了对被调查者的尊重。封面信的主要内容如下：第一，要进行自我介绍，说明本次调查的主办单位和调查者的身份。第二，概括说明调查内容，不能欺瞒隐藏信息。第三，明确表述调查目的，这样可以让被调查者感到调查的正当性、价值性，从而调动被调查者的责任心和积极性。第四，说明调查对象的选择标准和方法，例如是随机抽样还是目的抽样。第五，说明调查的意义，阐明调查与被调查者的利益关系，合作调查后所具有的社会价值和意义。第六，说明本次调查不会损害被调查者的利益，例如采用匿名填写的方式，承诺对被调查者的信息保密，并仅用于科学研究。最后是致谢部分，这部分要注意用词恭敬、语气诚恳，表明调查者的诚意。

目前，科学研究的伦理学被提到了前所未有的高度，出于对被调查者的保护，问卷和知情同意书作为研究方案的重要组成部分需要提交到相关伦理委员会进行审查。如果调查采取当面访问的形式，一般要求被调查者签署知情同意书，在这种情况下，可以用知情同意书代替简单的封面信。

3．指导语

指导语用来告知被调查者如何正确地填答问卷，或提示调查员如何正确完成问卷调查工作的提示性语句，类似于使用说明书。有些问卷指导语的形式表现为卷首语下面的"填表说明"。这部分应当包括：被调查者如何填写问卷、如何回答问题，对问卷中某些题目的含义给予进一步解释，对某些复杂题目或特殊填答形式的解答进行举例。指导语部分需要注意用词简单、明确、易懂。

4．问题与答案

问题与答案是问卷的主要内容，详见本书第三章。

第二节　问卷设计的程序

遵循问卷设计程序对保证问卷的质量有重要意义。为最大限度地保证问卷科学性，问卷的设计需要遵循一定的程序，一般将问卷设计程序分为以下几个步骤。

一、准备阶段

1．查阅文献

通过大量的文献阅读，了解在欲研究的健康问题方面被学者们所应用的理论框架，以及有哪些现成的问卷，包括国际公认和同行认可的成熟问卷或量表，也包括不同学者自行开发的问卷或量表，评估其可利用度。

2．明确调查目的

研究者应当明确研究的目标、研究的类型，以及研究的变量和调查的形式等。

3．了解调查对象的基本情况

问卷的使用对象是被调查者，因此了解他们的人口学特征、生活背景等对于确定问卷中问题的形式、提问方式以及所采用的语言等都有重要的作用。

4．确定所需信息范围

问卷设计初期，尽量扩大相关研究问题的范围，只要是与研究目的相关的内容，都囊括进来，以保证不遗漏。问卷设计后期，再根据研究目的、概念框架，逐一审核，删除重复或者不必要的信息，保留与研究密切相关、符合概念框架的问题。

5．确定问卷调查的具体形式

明确问卷是自填式的还是代填式的，是以开放的半结构型问卷为主，还是以封闭式问题为主的问卷。这直接关系到问题表达的形式、资料收集的方式以及对调查员的素质要求等。

6．明确调查的限制条件

要明确本次调查采取的是什么方式，投入多少人力、物力、财力，可能存在哪些不利于调查实施的因素等。例如是采用纸质问卷，还是电子问卷，还是采用平板电脑现场录入？明确调查方式有利于合理安排、协调人员，提高信息收集的效率。在不同地区、对不同人群进行调查时，会受到各种各样因素的影响，这也需要在调查前进行系统、仔细的评估，并寻求解决办法。可能影响调查实施的因素主要有传统民俗、方言、村规、宗教信仰、气候、社会系统结构等，这些在调查实施前都要做到心中有数，并有所准备。

二、设计阶段

（一）理论选择与概念模型构建

在确定测量目的后，需要以相关理论假设为基础来构建问卷框架。一般来说，前人的相关研究或理论分析可以作为构建依据；如果是全新的话题，尚无人研究，也没有现成理论，那么可以通过探索性的研究即开放式问卷、访谈的方式去初步了解和感受以提出相关理论假设；或者处在有理论但理论不充分或不完全适用的情况下，可以补充小的定性探索性研究来弥补。

例如，开展预防艾滋病的研究，分析使用安全套的影响因素，可以选择很多健康行为学理论构建框架，如健康信念模式、计划行为理论、信息 - 动机 - 行为模型、保护动机理论、社会认知理论等，每个理论都有其优缺点，至于选择哪个理论，需要根据文献或经验来确定，有关这些理论的内容可以参考相关健康教育书籍。在选定理论后，有时需要先进行定性研究以便根据不同研究对象的行为特点进行有针对性的设计。虽然同是安全套使用行为问题，但是不同人群（如大学生、同性恋人群、吸毒人群、性工作者、普通妇女等）会有各自不同的情况，只有通过深入的访谈才能使问卷的设计更有针对性。

有些研究需要从概念入手，例如关于"幸福感"的研究，需要首先明确幸福感是什么。2000 多年前，哲学家们经过思辨形成了两大哲学渊源的理论流派：一派是"快乐论"，另一派是"实现论"。快乐论（享乐主义）认为幸福就是更多地享受愉悦，更少地体验痛苦。实现论则认为幸福不仅仅是快乐，而且是人的自我完善、自我实现、自我成就，是自我潜能的完美实现，着重于意义和价值观。到了 20 世纪 50 年代，幸福感从哲学争辩进入心理学研究领域，20 世纪 60 年代先有了以快乐论为理论框架的主观幸福感的研究，到 20 世纪 80 年代进入心理幸福感时代，即基于实现论的研究，实现了快乐与意义的统一。

因此，基于快乐论和实现论两种不同的哲学观点，现代幸福感研究出现主观幸福感（subject well-being，SWB）与心理幸福感（psychological well-being，PWB）两种不同的概念模型。两种模型存在诸多差异。

- 哲学背景：主观幸福感的哲学基础是快乐论，心理幸福感的哲学背景是实现论。主观幸福感观点认为快乐就是幸福，而实现论者更为关注自我实现与人生意义。
- 概念差异：主观幸福感把快乐定义为幸福，具体来说就是拥有较多的积极情绪、较少的消极情绪和更高的生活满意度。而心理幸福感研究者认为，幸福不能等同于快乐，应该从人的发展、自我实现与人生意义的角度进行理解，幸福感是人们与真实的自我谐调一致，是努力实现完美人生的潜力，是自主、能力、关系需要的满足。

（二）概念操作化

1. 概念的定义

概念是对现象的抽象，它是一类事物的属性在人们主观上的反映。例如"水杯"是一个很简单的概念，不同的人会有不同的印象，有的是大杯，有的是小杯，有的是玻璃的，有的是陶瓷的，有的是透明的，有的是彩色的……尽管水杯不完全一样，但是它们却具有共同的特征和功能。水杯的概念正是对这些各种具体类型水杯的抽象。当我们要测量人们每天喝水的量时，必须使测评可操作。

现实中事物和现象的类型、结构不同，复杂程度不同，所以概念的抽象程度也有高有低。例如，自我效能感、生活满意度等概念，其抽象层次就比水杯这类概念的抽象层次要高。抽象层次高的概念往往包括多个抽象层次低的概念，并且它往往是难以直接观察和描述的。这是因为概念的抽象层次越高，其涵盖的范围就越大，特征就越模糊。相反，一个概念的抽象层次越低，其涵盖范围也就越小，特征也越明确。健康领域的研究涉及很多社会、组织、个体心理等方面的测评，都是十分抽象的概念。

一个概念往往包括若干个范畴、值或亚概念，如"性别"就包含"男"、"女"两个范畴，因此，在研究中人们借助数学术语将概念称为"变量"。一个变量可以有多个测量指标，表示一个概念或变量含义的一组可观察的事物称作这一概念或变量的一组指标。如"生长发育"是一个抽象概念或变量，其中"身高"、"体重"就可看作"生长发育"的两个测量指标。

要使这些概念能够被我们测量，必须对它们进行操作化处理。

2．概念操作化的作用

操作化（operationalization）是将抽象的概念转化为可观察的具体指标的过程，或者说，是对那些抽象层次较高的概念进行具体测量时所采用的程序、步骤、方法、手段的详细说明。操作化是健康调查中的关键一环，在调查研究中有着极为重要的作用，也是研究过程中最为困难、最为关键的步骤之一。概念的操作化能够进一步明确调查对象和调查范围。抽象的理论概念转化为具体的测量指标时，我们就会在现实中看到它，并可以对它进行测量。并且，概念的操作化能使不同的研究者对同一个研究内容有统一而明确的理解，可以避免人们对概念产生不同理解或在检验研究结果时发生误解。

3．操作化的方法

对概念进行操作化处理，就是要给出概念的操作定义，这种定义即为一套程序化的工具，它告诉研究者如何辨识抽象概念所指称的现实世界中的现象。

（1）澄清与界定概念：首先需要对概念进行澄清和界定，包括弄清概念定义的范围，列出概念的维度。需要精确地指出一个概念包括什么、排斥什么，这样一方面可以为获得资料后的分析提供指导性框架，另一方面也便于与其他类似研究进行对比，概念一致的研究更加具有一致性和可比性。

通过前期查阅文献，可以看到其他研究者对某一概念的定义，如果是非常成熟、没有争论的定义，那么完全可以直接引用，其问卷或量表也可以直接拿来用；如果没有成熟的中文版，那么可以进行互译（即原语言版本译成中文版本后再译回原语言版本，分析翻译中可能存在的问题后反复推敲译法）后试用；如果对现有的概念定义不明确或者有欠缺之处，可以进一步明确和增删。

例如：有关健康素养（health literacy）的概念，学者们一般都采用 1998 年世界卫生组织发布的《健康促进术语表》中提出的健康素养的定义，即个体获取和理解健康信息，并运用这些信息维护和促进自身健康的能力；或者采用 2000 年美国国家医学图书馆提出的定义，即健康素养是个体获取、理解和处理基本健康信息或服务，并做出正确健康相关决策的能力。我国也采用这些定义。

（2）开发测量指标：概念的澄清和界定仅仅解决了概念的内涵问题，还需要进一步转化成能具体观察和测量的指标。简单的概念可能只需要 1 道题（例如性别）或者几道题（例如吸烟行为）就可以开发出测量指标，而复杂的概念可能需要一级指标、二级指标乃至三级指标。

仍以健康素养为例，在上述美国国家医学图书馆的定义基础上，美国医学研究院专家组将健康素养划分成 4 个维度，即文化知识、听说能力、读写能力和计算能力。美国有两个相对成熟的健康素养测评工具，即成人医学素养快速评估（Rapid Estimate of Adult Literacy，REALM）和成人功能性健康素养测试（Test of Functional Health Literacy in Adults，TOFHLA）。我们以此为例介绍测量指标是如何开发出来的。

REALM 是 66 个单词的识别测试，通常测试需要 2 ～ 3 分钟，词语通常是医学术语、身体部位或疾病，所有词语都从患者的初级卫生保健材料中选出，这些单词就是测量指标。根据与标准发音的相似程度评分，评分分为 4 个等级（0 ～ 3分，4 ～ 6 分，7 ～ 8 分，8 分以上）。测试时要求受试者大声地读出单词，这些词语由简到难排列，直到不能读出为止，测试者按照阅读和发音来评价。这类量表的缺点在于仅测试了识字能力；优点在于操作简单、节省时间，便于识别低健康素养的被调查者。

TOFHLA 属于理解类测试，包括 50 项填空题和 17 项计算题。需要受试者阅读理解文本，并填补文本中缺失的词语或数字。阅读材料的内容主要包括患者的权利和义务、知情同意书、药品说明书等。计算材料包括药瓶标签、血糖测量结果、预约单时间、财政救助补贴等。最多需要 22 分钟左右来完成测试，根据测试结果将被调查者分为 3 个等级。可见 TOFHLA 测试更接近于健康素养的内涵，但缺点是指标较多，回答时间长。

需要说明一点，如果开发的指标确实反映了概念的内涵，那么研究假设中所说明的概念之间的关系也必然会存在于指标之间。对同一个概念进行测量时，可能会产生出不同的测量指标。而一项具体的社会研究结果，又与它所采用的操作化方式及其产生的测量指标密切相关。

接续上文关于幸福感的研究，在确定指标体系时，从不同的概念定义出发，主观幸福感与心理幸福感分别发展出不同的测量指标。主观幸福感主要包括3个经典的测评指标，即生活满意度、正性情感、负性情感，而心理幸福感的指标则涉及自我接受、个人成长、生活目的、良好关系、情境把握、独立自主、自我实现、生命活力等一整套变量。

4．操作化的统计学表达

在统计学上，把要研究的"概念"理解为"潜变量"，操作化后的具体测量题目就是潜变量的指示变量或者测量变量。一个"概念"需要用多级指标来反映时，就会出现二阶或三阶潜变量。在统计学图示表达中，约定"潜变量"用圆或椭圆来表示，指示变量用矩形来表示（图 2-1）。

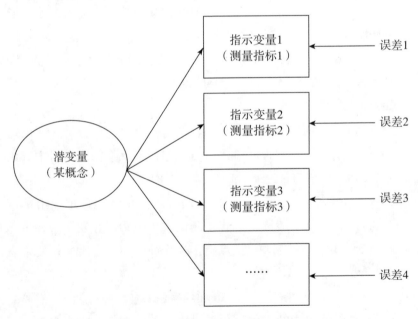

图 2-1   潜变量与指示变量示意图

至此有必要对前两个步骤进行一下总结，这两步确定了问卷的出发点，事关问卷的灵魂。以幸福感为例总结如表 2-1。

表2-1 主观幸福感与心理幸福感测量比较

	主观幸福感	心理幸福感
哲学来源	快乐论	实现论
心理学背景	行为主义	人本主义
强调层面	主观	客观
评价角度	以个体情绪体验来界定，进行自我评价	以外界标准来界定，是基于观察者的价值体系和标准，而不是基于行动者的主观判断；进行专家评价
概念模型	幸福感是对生活满意度和个体情绪状态的一种综合评价	1. 幸福感是努力表现完美的真实的潜力 2. 幸福感是自主、能力、关系需要的满足
指标体系	生活满意度、正性情感、负性情感	1. 自我接受、个人成长、生活目的、良好关系、情境把握、独立自主 2. 自主需要、能力需要、关系需要，内在动机（人格成长、社区感觉、亲密友谊），生命活力
常用量表	Diener 1985 年编制的《生活满意量表》（SWLS） Bradburn 1969 年编制的《情感平衡量表》（ABS） Watson、Clark 和 Tellegen 1988 年编制的《积极与消极情感量表》（PANAS）	Ryff 1998 年编制的《多维幸福感量表》 Waterman 1993 年编制的《人格展现问卷》（Personally Exprssive Activity Questionnaire）

以快乐论为理论基础的主观幸福感测评量表之一——《生活满意度量表》含有 5 个测评指标，7 档评分（例 2-1）。

例 2-1 生活满意度量表

指导语：用 1～7 表明您对下列 5 个句子所描述情况的态度，在选择的数字上画 "✓"：1= 强烈反对，2= 反对，3= 有点反对，4= 既不赞成也不反对，5= 有点赞成，6= 赞成，7= 极力赞成。从 1 至 7 认同度逐渐增强。

题目 1. 我的生活在大多数方面都接近于我的理想

1 — 2 — 3 — 4 — 5 — 6 — 7

题目 2. 我的生活条件很好

1 — 2 — 3 — 4 — 5 — 6 — 7

题目 3. 我对我的生活很满意

1 — 2 — 3 — 4 — 5 — 6 — 7

题目 4. 到现在为止，我已经得到了在生活中我想要得到的重要东西

　　　1 — 2 — 3 — 4 — 5 — 6 — 7

题目 5. 如果我能再活一次，我基本上不会做任何改变

　　　1 — 2 — 3 — 4 — 5 — 6 — 7

计分方式：包含 5 个项目，采用李克特（Likert）7 点计分法，其中非常不满意计"1"分，非常满意计"7"分，依次递增，得分越高，生活满意度越高。31～35 分为非常满意，26～30 分为满意，21～25 分为少许满意，20 分为中立，15～19 分为少许不满意，10～14 分为不满意，5～9 分为非常不满意。

　　按照例 2-1 的量表计分方式以及评分标准，5 道题目被默认是没有测量误差的，这主要是因为量表最早开发出来时，一些统计技术和计算机功能还没有达到现在的水平，所以就使用了最简单的加总分的方式。但事实上随机误差不可避免，潜变量的引入相当于考虑了这种随机误差。图 2-2 可以很清楚地展现测量概念（即生活满意度）与测量指标（即 5 道题目）之间的关系。至于是否需要考虑测量误差，则根据对研究精确度的要求来确定，可以考虑，也可以不考虑。

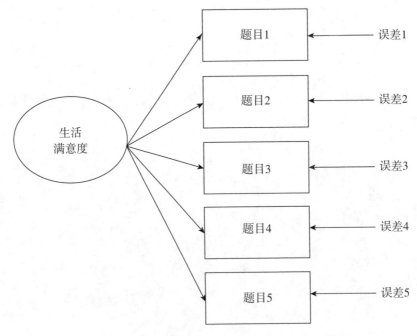

图 2-2　《生活满意度量表》的潜变量与指示变量示意图

（三）问卷或量表的内容设计

调查问卷设计的基本内容包括：拟定标题、撰写封面信、撰写指导语、设计问题与答案、确定统计编码、留落款。

1．拟定标题

标题是调查内容的精练概括，通常应涵盖时间、区域、范围、内容等方面。例如《2019 年 ×× 市居民健康素养监测调查问卷》，时间为"2019 年"，区域为"×× 市"，范围为"居民"，内容为"健康素养"。拟定标题时要简明扼要、精确；尽量不使用缩略语，以免引起读者误解；也尽量不使用有歧义的词语。

2．撰写封面信

封面信是调查者就调查本身向被调查者所做的说明，目的是让被调查者了解调查的目的、保密措施、反馈方式等，以征得被调查者的配合（具体见前文）。例如：

您好！×× 市卫生健康委员会正在开展全市居民健康素养调查，目的是了解我市居民健康知识和技能水平，您被选中参加本次调查。您的参与对我们非常重要，回答的内容将会被严格保密，不会对个人产生任何不利影响。调查结果是评价全市居民健康素养水平、制定卫生相关政策的重要依据。

感谢您的支持与配合！

3．撰写指导语（填答说明、答题指南）

指导语，也称填答说明，是用来指导被调查者填答问题的各种解释和说明。针对整份问卷的指导语可以紧跟封面信，也可以根据情况放到问卷题目当中，这样可以更方便地针对一些特殊填答方式进行指导。例如：

请按如下规则填写问卷。

判断题（请在您认为正确的题目后的括号内画"√"，认为错误的画"×"）

单选题（每题后面给出的 4 个选项中，只有 1 个正确答案，请在相应选项的序号上打"√"。如果不知道，请选择④）

多选题（每题有 2 个或 2 个以上正确选项，请在相应选项的序号上打"√"。如果不知道，请选择⑤）

再如：

您吸烟吗？（1）吸烟　（2）不吸烟（若选 2，请跳到 ×× 题）

在这里，"若选 2，请跳到 ×× 题"就是必须放在问卷题目当中的指导语。

4．设计问题及答案

问题及其回答方式（答项）是调查内容的主要组成部分，即问卷设计的核心与主体。设计时至少要把握以下几个要点：

（1）清晰明确：由于调查者往往都有一定的专业背景，设计问题时常会忽略被调查者是否具有同样的专业基础。因此，设计时必须注意使所表达的问题及选项清楚、无歧义，在同一语境下，让被调查者弄清楚调查者想问的是什么。应避免提问双重装填以及选项相互包容的情况，同时注意答案应穷尽。

（2）简明扼要：问句要通俗易懂，便于理解，不要过长，尽量让被调查者一眼就能看完。

（3）顺序合理：合理安排提问顺序有助于被调查者理解问题并顺利回答。

一般会将容易回答的、简单的问题放在前面，如年龄、性别、民族、受教育程度等；而将专业性的、敏感的问题放在后面。这样的设计可以使被调查者较为容易地完成前面几个问题，循序渐进地完成整个问卷的作答。反之，难度系数高或者私密度高的问题放在前面，会给人一种望而却步之感，甚至导致被调查者直接拒绝作答。

（4）数量、内容适当：选择的题项在内容上要与研究假设相符，即所选择的问题是针对研究假设的，是研究假设合理的内涵和外延。同时，可根据一般经验或预调查结果增减题目数量，既要保证问卷包括了想要探究的主题，同时避免冗余。

问题和选项本身的设计技巧详见第三章。

5．确定统计编码

统计编码是对调查问卷中的调查项目以及备选答案给予统一设计的代码，主要目的是方便后期的结果统计，即需要对调查问卷中的所有问题和答案都赋予一个代码。此代码通常是问题和答案的顺序代码。代码可以是数字或字母，抑或是二者的组合。值得注意的是，属于同一逻辑层次的问题或答案的代码应当一致；同一类型答案中不同选择的顺序也应当一致，否则容易造成调查人员在评价标准上的混乱。

常见的编码方法有以下几种：①以答案序号作为编码；②从问卷编号开始编码；③以答案本身的数字编码，这种编码方法常用于填入式问答题；④对于无反应的问答题可采用"0""9"编码。

6．留落款

在问卷的最后通常会留下调查时间、审核时间、调查员签名、审核员签名以及录入员签名等内容，同时也会写一句对被调查者表示感谢的话语。

（四）专家咨询

1．专家咨询的必要性和方式

在问卷的概念框架、测量指标确定后或者在问卷初稿编制好以后，一般需要进行专家咨询。如果希望通过研究产生对某一概念严谨的测评指标体系，通常在概念框架和测量指标确定后就需要进行专家咨询，并且会根据反馈情况和专家的协调程度来决定进行几轮专家咨询。如果只是简单的问卷，则可以在问卷初稿完成后进行专家咨询。专家咨询环节可以通过较简单的当面咨询、座谈会的方式进行，也可以采取严格的德尔菲法（Delphi 法）进行。

2．德尔菲法的优势

德尔菲法本质上是一种反馈匿名函询法。其大致流程是：在对所要预测的问题征得专家的意见之后，进行整理、归纳、统计，再匿名反馈给各位专家，再次征求意见，再集中，再反馈，直至得到一致的意见（图 2-3）。

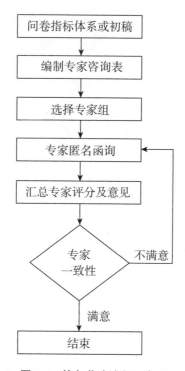

图 2-3 德尔菲法流程示意图

德尔菲法与专家座谈会形式相比，有其优势：①能充分发挥各位专家的作用，集思广益，准确性高；②能把各位专家意见的分歧点表达出来，取各家之长，避各家之短。同时，德尔菲法又能避免专家座谈会的缺点：①权威人士的意见影响他人的意见；②有些专家碍于情面，不愿意发表与其他人不同的意见；③出于自尊心而不愿意修改自己原来不全面的意见。德尔菲法的主要缺点是过程比较复杂，花费时间较长。

3. 德尔菲法的具体操作步骤

（1）确定调查题目，拟定调查提纲，编写问卷初稿或者评价指标体系构架。

（2）编制专家咨询表：在设计专家咨询表时首先要在前言中说明本次研究的目的，对德尔菲法进行简要介绍，并且说明专家在本研究中的作用。然后再根据研究主题设计出具体要征询的问题，以及必要的填表说明。研究者最好将自身的研究设计思路与研究方案，包括研究假设、研究设想、概念和测量指标等资料都呈现给专家，但是同时专家咨询表也要尽可能简化，问题的数量不宜过多，内容不宜过繁。应注意的是，在德尔菲法的实施过程中，任何情况下研究者都不能把自己的意见列入专家咨询表中，否则就有可能诱导专家。

（3）选择专家组：挑选专家是决定德尔菲法成败的一个重要环节。一般认为要从与研究主题相关的各个分支学科中选择有一定经验的、对研究感兴趣的专家。专家成员选择不当，一方面会增加评价中的偏倚，另一方面也会导致应答率的下降。而要检验未应答者与应答者之间是否有差异，则常常难以做到。德尔菲法选择专家的基本原则是必须突出广泛性、代表性和权威性，兼顾相关专业领域和地域分布。所谓专家，应当是在自身所擅长领域的专门人才，应当拥有一定的信息储备量，如一般方法学、基础理论规律性与基本趋势的知识、参考资料量、专业及其相近领域的交叉学科知识、以往评估的经验、对该部分其他评估专家不同观点的独立见解等。评估专家的选择取决于具体课题的目的与任务，宜从本领域的国内甚至国外专家中挑选。从外部选择专家比较困难，首先要搜集研究者较熟悉的专家名单，再从有关期刊和出版物中物色一批知名专家，然后将调查表发给这两部分专家，并了解该专家能否自始至终参加评估，同时在必要时可以要求他们再推荐 1～2 名有关专家。在选择专家的过程中，不仅要注意选择有一定名望的本学科专家，还需要选择相关学科的专家。选择承担各种领导职务的专家固然重要，但应考虑他们是否有足够的时间填写调查表。经验表明，一个身居要职的专家匆忙填写的调查表，其参考价值不如一个一般专家认真填写的调查表。

专家人数的确定要根据研究的主题和课题要求达到的精确性而定。人数太少，会限制学科代表性；人数太多，则难于组织与进行结果处理。文献建议的专家数量不尽相同。对于预测而言，预测精度与参加人数呈一定的关系：参加人数在15人以下时，预测精度与专家人数呈正相关，但当参加人数接近15人时，进一步增加专家人数对预测精度影响不大。目前较为一致的看法是以15～20人为宜，但考虑到有些专家可能中途退出，因此可以适当多预选一些专家。

（4）实施函询调查及分析反馈：可以通过邮寄或者电子邮件方式给专家递送资料。第一轮函询资料包括专家信、背景资料、问卷和专家自我评价表。在专家信中向专家简要介绍本次研究的目的和任务，以及专家的回答在评估中的作用，同时对德尔菲法的概念和基本原理进行充分的说明。第一轮函询问卷应包括开放性问题，以便专家能自由地表达他们的观点。各位专家根据他们所收到的材料，填写调查表并提出自己的意见。第一轮函询问卷回收后，由研究者对专家填写后寄回的问卷进行汇总、整理和分析。之后，将第一轮函询问卷的统计总结附在第二轮函询问卷上寄给第一轮征询的专家组，各位专家自己第一轮回答的函询问卷也可附上作为参考，让专家比较自己同他人的不同意见，修改自己的意见和判断。回收第二轮函询问卷并整理结果，包括新的结果及部分专家不同意第一轮函询问卷结果的意见。收集意见和信息反馈一般要经过至少3轮，但是究竟做几轮，需要根据每次的统计结果中专家的一致性来决定。逐轮收集意见并为专家反馈信息是德尔菲法的主要环节。这一过程重复进行，直到每一位专家不再改变自己的意见为止。

4. 德尔菲法的统计分析

对德尔菲法研究的结果，应用常规的统计方法分析。首先对专家的性别、年龄、职务或职称、从事专业的年限等个人特征进行描述性分析，以了解专家的基本情况，便于说明专家的水平与结果的可信和可靠程度的联系。

（1）专家的权威程度：专家的权威程度用专家权威系数（C_r）来表示。专家权威系数一般由两个因素决定：一个是专家对问题作出判断的依据，即判断系数，用 C_a 表示；一个是专家对指标的熟悉程度系数，用 C_s 表示。权威程度 =（判断系数 + 熟悉程度系数）/2，即 C_r=（C_a+C_s）/2。专家的权威程度以自我评价为主。专家的权威程度与预测精度呈一定的函数关系，一般来说，预测精度随着专家权威程度的增加而提高。

熟悉程度系数 C_s 分为很熟悉、熟悉、一般、较不熟悉、很不熟悉，分别赋值 1.0、0.8、0.5、0.2 和 0。判断系数 C_a 的评价依据包括 4 个维度，即理论分析、实践经验、同行了解、直觉，每个维度又根据对专家判断影响程度的大小分为大、中、小 3 个层次，分别赋值为：理论分析（0.3、0.2 和 0.1），实践经验（0.5、0.4

和0.3），同行了解（0.1、0.1和0.1），直觉（0.1、0.1和0.1）（表2-2）。一般认为，专家权威系数 ≥ 0.70为可接受值。例如某个专家认为自己对所咨询问题的了解程度为"熟悉"，他评判问卷题目或指标的判断依据主要是实践经验（大），其次是理论分析（中）和同行了解（中），来自"直觉"的判断小，那么该专家的权威系数 $Cr = (0.8+0.5+0.2+0.1+0.1)/2=0.85$，可以认为其权威程度较高。

表2-2 专家对指标的判断依据量化表

判断依据	判断依据对专家判断的影响程度		
	大	中	小
理论分析	0.3	0.2	0.1
实践经验	0.5	0.4	0.3
同行了解	0.1	0.1	0.1
直觉	0.1	0.1	0.1

（2）专家的积极系数：专家的积极系数即调查表的回收率和每个问题的应答率，说明专家对该研究项目的关注和了解程度。

（3）专家意见的集中程度：专家对各指标相对重要性进行打分，可以采用"重要、一般、不重要"3档打分，或者"非常重要、比较重要、一般、不太重要、非常不重要"5档打分。对专家打分进行分析反映专家的意见集中程度，一般以指标重要程度的算术均数、中位数和满分频率表示。专家对题项重要性的评判亦可作为内容效度的依据。

（4）专家意见的协调程度：专家意见的协调程度说明的是参与研究的专家对每项指标的评价是否存在较大分歧，或找出高协调专家组和持异端意见的专家，可通过计算四分位数间距、标准差来描述，更常用的是变异系数（CV）和协调系数（W）。变异系数 CV = （标准差 / 平均值）× 100%，变异系数越小，专家的协调程度越高；一般认为变异系数大于0.25，则认为该指标的专家协调程度不够。肯德尔（Kendall）协调系数 W 检验（多样本相关数据的分析）用来检验专家对指标评分结果的一致性，反映专家彼此之间对每项指标给出的评价意见是否存在较大分歧，并可了解专家们对全部指标的协调程度。W 在0～1之间，W 越大，意味着专家协调程度越高。一般德尔菲法经2～3轮咨询后，协调系数在0.4～0.5范围波动。协调系数的显著性检验若 $P < 0.05$，则可认为协调系数经检验后有显著性，说明专家对指标的评价结果具有一致性，结果可取；反之，则结果不可取。

（五）预调查

在设计好问卷初稿，并通过专家咨询后，必须将问卷用于一次预调查，而不能将其直接用于正式调查。这一步骤在问卷设计中至关重要。在开放式的访谈调查中，如果访谈提纲中存在各种缺陷和遗漏，可以随时得到修改和补充。但是在问卷调查中，修改和补充难以及时做到。只要问卷一发出，一切潜在的缺陷和错误都将直接展现在被调查者面前，进行调查所投入的人力、物力已经无法收回。同时，所获得的数据资料也难以令研究者满意。在这一过程中，研究者即使发现了所存在的缺陷，也无法纠正。所以，问卷设计中的任何一点不足，都将在最终的问卷资料中留下印记，造成难以弥补的损失。正是基于以上原因，预调查在问卷设计过程中是必不可少的一环。

预调查的具体方法有两种。一种可称为客观检验法。它是将设计好的问卷初稿打印几十甚至上百份，然后在正式调查的总体中选择一个小样本来进行试用。这样，正式调查时会遇到和出现的问题，通常也都会在这种预调查中遇到和出现。这种方法起到了对问卷进行客观检查的作用。试用的结果是我们关注的焦点，通常可对下述方面进行检查和分析：

（1）回收率：在某种程度上，回收率可看成是对问卷设计的总体评价。如果回收率较低，比如说60%以下，那么说明问卷设计中有较大问题，必须作较大修改。

（2）有效回收率：即除掉各种废卷后的回收率。它比一般的回收率更能反映出问卷本身的质量。如果某一问卷的回收率较高，如80%，但其中一半内容没填、明显乱填乱写、个人所有背景资料都未填的问卷占了30%，仍说明问卷设计中存在较大问题。

（3）对未回答问题的分析：如果问卷中有几个问题普遍未被回答，那么就要仔细检查这几个问题，分析出被调查者未填答的原因。如果是从某一个问题开始，后面部分的问题都未填答，那么既有可能是前半部分的问题太难回答或太花费时间，导致被调查者不愿继续填写下去，也有可能是中断部分前后几个问题难以回答，使回答者"卡壳"，从而放弃继续填写。因此，一定要找出中断的原因。

（4）对填答错误的分析：如果是填答内容上的错误，则可能是对问题的含义不理解或误解造成的，因此要仔细检查问题的语言是否明确、具体。如果是填写形式上的错误，则有可能是问题形式过于复杂，或者指示不清楚造成的。

（5）预调查的样本达到一定数量后，可以进行问卷的难易度、区分度、信度、效度分析，从而进行问题的进一步筛选（详见后文）。

预调查的另一种形式为主观评价法，即少数被调查者试填或对其进行访问后，研究者对被调查者进行专题小组讨论或者个人深入访谈，定性了解问卷中存在的问题。

在实际的研究过程中，多数问卷的预调查以客观检验法为主，还有一部分问卷预调查结合采用两种方法，仅有少数小型研究只采用主观评价法。

（六）定稿及问卷排版印刷

问卷经过修改后才能最终定稿。问卷的版面安排也不能忽视，在实践中，调查常常也会因问卷版面安排不合理而受到影响。问卷版面安排要求如下：①版面要清晰，问题之间、问题与答案之间、开放式问题的回答部分要留足空间。②重要的部分要加以强调（通过调整字体、字号和加粗等方式），话题的转换要加以强调。为了使话题转换一目了然，最好使用标记标明，比如下划线、黑体等。③字号大小合适，一般不要小于五号字甚至小四号字。④问题与选项务必放在同一页，不能跨页，跨页特别容易导致漏题。⑤表格形式的题目由于填答时容易串行，可以采用隔一行加浅灰背景的方式呈现。⑥纸张和印刷要保证精良。

总之，设计一份合格的问卷并非易事，需要研究者以深厚的理论知识为基础，严格、规范的问卷调查设计训练为前提，站在被调查者的角度来设计问卷。

第三节　混合方法研究在问卷设计中的应用

一、混合方法研究简介

混合方法研究（mixed methods research，MMR）是指在单个研究或者某个研究方案中同时使用定性和定量研究方法来收集、分析数据资料，整合研究发现以及做出推断的研究方式。根据定性和定量方法在研究中的地位、顺序等方面，将混合方法研究设计分为若干种，在问卷设计的相关研究中通常采用探索性序贯设计。

如图2-4所示，探索性序贯设计通常以定性研究方法为起点。当缺乏成熟的构念、框架和测量问卷时，一般可以先采用定性的方法去挖掘一些有价值的元素和信息，然后在此基础上为定量研究构建关键的测量框架，进而进行更大规模的定量调查并分析结果，最终达到探索并构建理论模型的目的。探索性序贯设计也被称为测量工具开发设计，其主要目的是将第一阶段——定性阶段中基于少数个体的定性发现推广至第二阶段——定量阶段收集的更大样本之中。

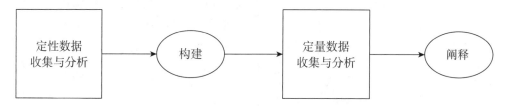

图 2-4　混合方法研究的探索性序贯设计

二、探索性序贯设计举例

国内学者徐孝婷等利用探索性序贯设计进行了老年人对在线健康社区的信息需求研究，以先定性后定量的顺序设计。研究先采用个人深入访谈法去挖掘有价值的信息，通过访谈 23 位老年用户获取了 37 个健康信息需求的自由节点（概念）。在此基础上，利用问卷调查的数据开展定量研究，借助因子分析萃取主成分，提取六大类老年用户健康信息需求的树节点，并进一步从物理（使用操作、隐私安全等）、认知和情感三大范畴建立老年用户健康信息需求模型。

1．定性数据收集

（1）目的抽样：采用目的抽样的方法，抽取那些能够为本研究问题提供最大信息量的样本。受访者需满足：年龄在 60 岁以上，使用在线医疗平台半年以上，语言沟通无障碍。采用滚雪球的方法最终确定访谈对象共 23 人。

（2）半结构化访谈：采用一对一半结构化访谈方式收集资料。访谈主要采用面对面的方式进行，每位受访者访谈时间为 1 小时左右。在访谈前说明了本次访谈的目的，承诺所有信息保密并得到受访者同意，同时对访谈内容进行录音记录以便后期处理。将受访者编号标记为 p1、p2……p23，受访者录音转换的文本标记为 w1、w2……w23。

（3）访谈大纲：整个访谈围绕老年用户健康信息需求，问题主要有：①您了解什么是在线健康社区吗？您使用多长时间了？②您平时使用它的主要用途是什么？③使用该社区能满足您生活中哪些需求呢？④您在使用中存在哪些障碍？⑤您认为在线健康社区有哪些需要改进的地方？请提出宝贵意见。为深入挖掘老年用户健康信息需求，整个访谈按照逻辑递进和发散式思维的模式并结合受访者的访谈结果实时调整，进而引导受访者完整表达观点。

2．定性数据分析

在对访谈获取的文本进行编码时，借助质性分析软件 NVivo11 进行编码。首先将 23 份文本材料导入 NVivo11 中，由研究者 A 对 w1 至 w10 文本中涉及的老年用户健康信息需求进行编码，研究者 B 对 w11 至 w20 文本中涉及的需求进行编码，通过对抽取要素进行对比，对相近、有歧义的概念进行小组内部讨论，最终确定需求的自由节点为 37 个（见例 2-3）。剩下的文本 w21 至 w23 用于饱和度检验，通过对比发现，编码的内部一致性达 92%，符合研究要求。

例 2-3　定性资料开放式编码获取自由节点

受访者	访谈原始材料	自由节点
p1	我和老伴患有高血压多年，儿子给我下载了"好大夫在线"。平时会关注和高血压饮食营养、用药指导等有关的信息介绍	饮食营养、用药指导
	每次去 ×× 医院挂号的时间都在一两个小时，现在用"春雨医生"可以提前了解医院介绍，直接预约挂号服务也很方便	医院介绍、预约挂号
	可以浏览有关医院、医生的评价，有的人还会留有个人患病经历，这些对我帮助较大	浏览评价、患病经历
p2	有几次身上起红色斑点，身体没有出现不适，选择专家义诊，但两天后才有回复且结果不及时，而且就医整个过程没有订单进展的提示，不好	专家义诊、就诊订单进展
	有一次免费的在线义诊居然好久都没有回复	回复速度
p3	拉肚子快一个星期，认为不是大问题而没有去医院，后来看到一篇"拉肚子看身体健康隐患"的文章，按照上面的方法很快好了，我还把这个心得体会分享给身边朋友	心得分享
	有时患病不好意思去医院，会在线问问医生，但涉及个人隐私又担心患病信息泄露，所以要特别关注对患者资料的保护	个人隐私、患病信息泄露、患者资料保护
p22	注册挺麻烦的，要填写很多信息，有时还会忘记如何登录	注册 / 登录

3. 设计调查问卷

将定性分析获得的 37 个自由节点转化为调查问卷的题项，让老年用户根据自身情况勾选使用在线健康社区的需求现状的选项。问卷分为两个部分：基本信息（包括性别、年龄、曾经职业、受教育程度、健康状况）和老年用户健康信息需求（按照李克特 5 档量表进行设计，从 1 至 5 依次代表非常不需要、不需要、一般、需要、非常需要；例 2-4）。

例 2-4　在线健康社区中老年用户健康信息需求问卷（节选）

问卷说明及基本信息部分略。

本研究以老年用户的健康信息需求为视角，请根据您平时生活中的实际情况，对以下问题做出选择，谢谢！其中"1"代表非常不需要，数字越大代表越符合实际，"5"代表非常需要。

相关变量及陈述	非常不需要→非常需要				
	1	2	3	4	5
Q1. 您在使用在线健康社区时需要了解医生的在线咨询服务吗？					
Q2. 您在使用在线健康社区时需要关注患病信息泄露问题吗？					
Q3. 您在使用在线健康社区时需要了解医生的电话咨询服务吗？					
Q4. 您在使用在线健康社区时需要关注医疗动态吗？					
Q5 您在使用在线健康社区时需要关注对医生的投票信息吗？					
Q6. 您在使用在线健康社区时需要关注日常养生吗？					
Q7. 您在使用在线健康社区时需要关注饮食营养吗？					
Q8. 您在使用在线健康社区时需要及时了解个人就诊订单进展吗？					

……

稍作休息吧，然后再努力！	1	2	3	4	5
Q21. 您在使用在线健康社区时需要了解就诊的查询入口吗？					
Q22. 您在使用在线健康社区时需要了解和老年护理有关的信息吗？					

……

Q31. 您在使用在线健康社区时需要关注个人隐私吗？

Q32. 您在使用在线健康社区时需要提供在线帮助吗？

Q33. 您在使用在线健康社区时需要关注支付安全吗？

Q35. 您在使用在线健康社区时需要关注对某类健康信息的订阅步骤吗？

Q36. 您在使用在线健康社区时需要参考其他患者的患病经历吗？

Q37. 您在使用在线健康社区时需要关注疾病介绍吗？

4．定量数据收集

问卷发放采用线上、线下结合的方式，线上借助"问卷星"平台设计电子版问卷后通过 QQ、微信、论坛发放，线下主要是在社区、老年大学以及医院发放纸质问卷（发放过程中研究人员可协助老年用户完成问卷，但不提供导向性意见）。线上、线下各发放问卷 100 份，对不完整且明显违背事实的问卷进行剔除后，最终回收线上有效问卷 32 份，线下有效问卷 70 份，共 102 份问卷。

5．定量数据分析

利用因子分析法萃取主成分，通过分析发现，取样适切性量数（Kaiser-Meyer-Olkin measure of Sampling Odequacy）即 KMO 值为 0.916，Bartlett 球形检验的卡方值的显著性概率值 $P < 0.05$，达到显著性水平，样本数据适合做因子分析。选取特征值大于 1 的因子，得出因子数为 6 个，此时解释总方差达 94.5%，结果理想。有关因子分析的理论内容见本书第八章。

因子 1 包含 12 个题项，主要集中在日常养生、饮食营养、健康指标、医学课程、医学讲座、食品安全、老年护理、医院介绍、医疗动态、浏览评论、疾病介绍、医学常识这些属于老年用户使用在线健康社区时搜寻行为方面的健康信息，将其命名为"信息搜寻"。因子 2 包含 10 个题项，主要集中在专家义诊、预约挂号、在线咨询、电话咨询、远程诊断、电子病历、检验报告、康复指导、用药指导、复诊检查类健康信息并涉及用户的诊前、诊中、诊后各过程，将其命名为"诊疗行为"。因子 3 包含 5 个题项，主要集中在注册 / 登录、查询入口、在线帮助、使用导航、订阅步骤等，为用户对在线健康社区使用操作方面的需求，将其命名为"使用操作"。因子 4 包含 4 个题项，主要集中在写评价、参与投票、患病经历、心得分享方面，属于用户贡献和实现自我价值的较高层次的需求，将其命名为"自我实现"。因子 5 包含 3 个题项，主要集中在个人隐私、患病信息泄露和支付安全方面，将其命名为"隐私与安全"。因子 6 包含 3 个题项，集中在就诊订单进展、回复速度以及提示通知等方面，主要涉及平台的反馈以及用户与平台之间的交互，将其命名为"交互与反馈"。

6．阐释

定性资料编码后所获得的自由节点和受访者访谈原始材料为问卷的编制提供了参考点和素材；定量调查获得的数据经过探索性因子分析提取出若干因子，结合题项的内容特征给予命名，将问卷划分为若干亚量表，再进一步进行主题的抽提（例 2-5）。需要说明的是，此研究的定量数据所显示出的结构特征非常清晰，每个题目的因子载荷均较大，因此没有涉及题目不理想而需要被删除的情况，但是在很多研究中会出现个别题目表现不好的情况，需要结合因子分析和信度分析决定题目的取舍，详见本书第六至八章。

例 2-5 定性资料编码与定量问卷的数据联系

定性资料编码获得的自由节点（概念）	问卷题项举例*	定量提取因子（亚量表）	主题抽提
a6 日常养生，a7 饮食营养，a18 健康指标，a9 医学课程，a20 医学讲座，a11 食品安全，a22 老年护理，a13 医院介绍，a4 医疗动态，a25 浏览评论，a37 疾病介绍，a27 医学常识	a6→Q6，a7→Q7，a22→Q22，a4→Q4，a37→Q37	信息搜寻（因子1）	基本需求
a28 专家义诊，a29 预约挂号，a1 在线咨询，a3 电话咨询，a15 远程诊断，a10 电子病历，a16 检验报告，a23 康复指导，a24 用药指导，a26 复诊检查	a1→Q1，a3→Q3	诊疗行为（因子2）	认知需求
a12 注册/登录，a21 查询入口，a32 在线帮助，a14 使用导航，a35 订阅步骤	a21→Q21，a32→Q32，a35→Q35	使用操作（因子3）	基本需求
a34 写评价，a5 参与投票，a36 患病经历，a17 心得分享	a5→Q5，a36→Q36	自我实现（因子4）	情感需求
a31 个人隐私，a2 患病信息泄露，a33 支付安全	a31→Q31，a2→Q2，a33→Q33	隐私与安全（因子5）	认知需求
a8 就诊订单进展，a19 回复速度，a30 提示通知	a8→Q8	交互与反馈（因子6）	情感需求

*结合例 2-4。

综合以上内容，探索性序贯设计研究的流程见图 2-5。

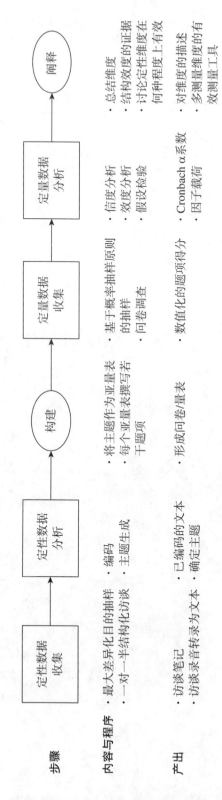

步骤

定性数据收集 → 定性数据分析 → 构建 → 定量数据收集 → 定量数据分析 → 阐释

内容与程序

· 最大差异化目的抽样
· 一对一半结构化访谈

· 编码
· 主题生成

· 将主题作为亚量表
· 每个亚量表撰写若干题项

· 基于概率抽样原则的抽样
· 问卷调查

· 信度分析
· 效度分析
· 假设检验

· 总结维度
· 结构效度的证据
· 讨论定性维度在何种程度上有效

产出

· 访谈笔记
· 访谈录音转录为文本

· 已编码的文本
· 确定主题

· 形成问卷/量表

· 数值化的题项得分

· Cronbach α系数
· 因子载荷

· 对维度的描述
· 多测量维度的有效测量工具

图 2-5　探索性序贯设计研究的流程图

第三章　问题的编制

　　问卷的主体是问题和选项，问题和选项的编制直接关系到问卷的质量。问题的种类有很多，如开放型问题、封闭型问题、试探型问题、索究型问题等。在结构型问卷中主要采用封闭型问题，偶尔辅以开放型问题；在个人深入访谈、专题小组讨论或者结构型问卷开发早期，主要采用开放型问题、试探型问题和索究型问题。本章重点介绍开放型问题和封闭型问题的编制。

第一节　开放型问题的编制

一、开放型问题简介

　　开放型问题是不设置具体备选项，由被调查者自由回答的问题，例如："您在戒烟过程中遇到了哪些困难？"这种形式的问题允许被调查者自由发挥，不受问题本身的限制，能够反映自然状态下被调查者各自的态度、行为和特征，所获取的资料丰富、生动，甚至能获得事先未曾料到的内容。

　　这种类型的问题优点明确，缺点也同样显著。自填式问卷中出现开放型问题，要求被调查者有较高的知识水平和语言表达能力，能看懂问题并清晰、准确地表达个人观点。这种较高的要求使部分知识水平不高的被调查者无法作答，影响问卷的回收率，回收效率低。另外，填答这类问题需要被调查者仔细思考，并将思考的内容转换为语言或者文字形式表达出来。除非文字功底较强的人，否则填答问题会相当困难。所以，在资料收集的时候费时、费力。在问卷资料处理的后期，对于研究者而言，由于对这类问题的回答全部是文字表述性内容，在分析时会比较困难，可能产生与研究无关的资料。

　　开放型问题适用于探索问题的范围，掌握某些重要的回答类型。当对某个问题不太了解或者对某方面的情况不熟悉时，可以采用开放型问题来收集大量、尽可能详尽的感性材料，其目的不是用于统计分析，而是为了让我们对问题有初步的了解。因此，开放型问题可以在问卷正式设计开始之前进行。

二、开放型问题的形式

1．自由回答法

这种提问方式要求被调查者根据问题要求，用文字形式自由表述，是开放型问题最常用的方式。例如："您对医院的服务流程有什么意见？"

自由回答的优点在于：①涉及面广，灵活性大；②回答者可充分发表意见，可为调查者搜集到某种意料之外的资料；③可以缩短问者和答者之间的距离，迅速营造一个调查气氛。

自由回答的缺点在于：①由于回答者提供答案的想法和角度不同，因此在答案分类时往往会出现困难，资料较难整理；②因回答者表达能力的差异导致调查偏差；③由于时间关系或缺乏心理准备，被调查者往往放弃回答或答非所问。

自由回答法适用于那些不能预期答案或不能限定答案范围的问题。

2．词语联想法

词语联想法是指调查人员将一些词语给被调查者观看，并要求他立即回答所想到的是什么。在立即反应下，可以获得与"刺激词汇"相对应的联想。研究者感兴趣的词语（称为试验词语或刺激词语）散布在那一串所展示的词语中，在给出的一连串词语中，也有一些中性或充数的词语，用于掩盖研究的目的。例如，在对患者到医院就诊的调查中，试验词语可以选择"位置""挂号""停车场""质量""价格""流程"之类的词语。

采用词语联想法时，要将被调查者对每个词的回答逐字记录下来，同时需要记录做出回答前思考的时间。分析回答中某词出现的频率、含义，做出回答前用的时间；也可以对某被测词汇在规定的时间内根本没能做出反应的人数，以及反应犹豫者（要花 3s 以上来回答）进行分析。

词语联想法具体分以下 3 种：

（1）自由联想法：自由联想法是不限制联想性质和范围的方法，回答者可充分发挥其想象力。例如"请您写出（或说出）由下面词语所引发的联想"。对于"糖"，回答者可能回答"甜""甘蔗""糖尿病""营养""龋齿""能量"等。这从不同侧面反映了回答者关注的重点。

（2）控制联想法：控制联想法是把联想控制在一定范围内的方法。例如"请您写出（或说出）由下面词语所联想到的食品"。对于"互联网"，由互联网所联想到的食品，有的是互联网广告中出现或推荐的食品，有的是用电脑（或手机）浏览网页时消费的食品，有的兼而有之，有的则可能由其他途径联想到。对此，研究者在分析结果时可加以区分。

（3）引导联想法：引导联想法是在提出刺激词语的同时，也提供相关联想词语的一种方法。例如"请您就所给的词语按提示写出（或说出）所引发的相关联想"。对于"自行车"，联想提示可以是"代步""比赛""娱乐""载物""运动""共享单车"或"其他＿＿＿＿＿"。引导联想法所给出的联想提示带有导向性，例如本例的提示，将联想往自行车功能方向引导，回答者的思维也由此向这方面集中。

3．句子完成法

句子完成法来源于心理学的投射测验，调查者提出一些不完整的词句，每次一个，由被调查者完成该词句。例如"当我选择一家医院时，最重要的考虑点是＿＿＿＿＿"。该项技术的测查方法简便，一般有两种方式：一种为限制选答式，在一句未完成的语句后提供数个短句，由被调查者选择一个最符合其想要表达意思的短句来完成这个句子；另一种为自由作答式，由被调查者在一个未完成的语句后随意作答，使之成为一个完整的句子。前一种方式测查及评分虽然方便，但显然有较强的结构化的特点，而失去了开放调查的意义。目前后一种方式应用更多。句子完成法适用于可进行言语沟通和表达的几乎各年龄阶段的人群。

4．文章完成法

由调查者向被调查者提供有头无尾或有尾无头的文章，由被调查者按自己的意愿来完成，使之成篇，从而借以分析被调查者的隐秘动机。例如"我在几天前去了市中心医院。我注意到该医院的挂号处排着长队，这使我产生了下列联想和感慨＿＿＿＿＿＿＿"（现在请您完成这一故事）。

三、访谈提纲举例

在开放型问卷或者访谈提纲中，重点应用开放型问题，配合试探性问题来引导话题的提出或试探被访对象的回答意愿，例如"您是不是已经在考虑戒烟了"；在遇到访谈提纲没有事先设计周密但涉及被访者态度、观点等深层次原因的问题时，需要通过索究型问题实现"打破砂锅问到底"，使得访谈更加深入，例如"您为什么在遇到这么多困难后还能坚持戒烟呢"。访谈提纲举例见例 3-1。

例 3-1　社区糖尿病患者运动手环使用访谈提纲（节选）

访谈目的

➢ 了解 2 型糖尿病患者智能手环使用情况；

➢ 探究患者使用或不使用智能手环的原因；

➢ 探究智能手环的使用对患者运动状况的影响；
➢ 探究智能手环的使用与 2 型糖尿病控制的关系。

访谈的社区卫生服务站：＿＿＿＿＿＿区＿＿＿＿社区卫生服务站
访谈日期：＿＿＿＿年＿＿＿＿月＿＿＿＿日
访谈开始时间：＿＿＿＿：＿＿＿＿(24 小时进制)

➢ **开场语**

叔叔 / 阿姨您好，我是北京大学公共卫生学院的学生。我们了解到您现在正在参加我们的手环项目，为了更好地帮助您多运动、控制血糖，向您询问日常运动情况和戴手环的情况。我们这次访谈主要用问答的形式，访谈的内容将严格保密，希望您能如实回答每一个问题。为了便于记录整理，我们将录音，您是否介意？如果介意，咱们就不录音。您看是否有问题，如果没有问题的话，我们就开始吧！

➢ **访谈对话**

A．基本情况

A1．性别：①男　　②女

A2．年龄：＿＿＿＿岁

A3．您什么时候诊断的糖尿病？现在您的血糖控制得怎样了？

A4．您平时都用哪些方法控制血糖呢？

A5．项目发的手环您戴的情况如何？您从什么时候开始戴手环的？一般一周大概几天戴手环？每天戴多长时间？

根据患者反馈，分为使用好（一周戴 2 天及以上）和使用不好（基本不戴或一周戴 2 天以下）两种情况，进一步询问。

B．针对使用情况好的患者询问

B1．您平时主要在做什么活动的时候戴手环？

B2．您主要使用手环的哪些功能（例如看时间、作为装饰、记录运动情况、监测心率等）？您觉得手环的什么功能对您最有帮助？

如果监测心率，追问：您觉得心率多少是合理的？您运动时和平静状态的心率一般是多少？

B3. 促使您坚持戴手环的原因有哪些？

B4. 您觉得戴手环有什么不方便的地方吗？

如果有，追问：您是怎么克服的？

B5. 您觉得戴手环以后，您的运动情况发生了什么变化吗？ 对您的血糖有影响吗？ 有什么影响？

C. 针对使用情况不好的患者询问

C1. 您为什么不戴我们发的手环呢？主要有哪些原因？（根据反馈的情况追问）

a. 不运动或没时间运动，所以觉得戴手环没用而不戴。

追问：您觉得什么样的设备或者用哪些方法能更好地督促您运动呢？

b. 手环功能不全或不好，对促进自己运动意义不大。

追问：您希望手环有什么样的功能来帮助您运动呢？您现在用什么方式辅助运动呢？

c. 手环的客观缺陷：不好戴、需要充电、不防水、戴上不舒服等。

追问：您对手环的设计有什么建议？

C2. 您觉得使用能督促或帮助您进行糖尿病自我管理的设备有必要吗？

a. 如果有，追问：您希望它是什么样的？有什么功能？

b. 如果没有，追问：为什么？

结束语

跟您聊得很开心，您看还有什么要补充的吗？（如果有，访谈继续）。如果没有，感谢您的配合，谢谢！祝您身体健康！

访谈结束时间：_____ : _____（24 小时进制）

访谈员姓名：_____

访谈提纲简要分析：例 3-1 中这份访谈提纲是基于面对面直接访谈的方式设计的，以开放型问题为主，只有几道客观事实的题目是封闭型问题，如性别、年龄、患病史。绝大多数题目是开放性的，如"您觉得戴手环有什么不方便的地方吗"。患者可以说出多种答案。另外设计了一些索究型问题，如"如果有，追问：您是怎么克服的"。这种问题根据患者的反馈进行追问。

第二节　封闭型问题编制

一、封闭型问题简介

封闭型问题指在提问的同时还提供若干答案，由回答者根据自己的实际情况选择问题答案的设问方式。例如"您目前吸烟吗？①吸烟　②不吸烟"。与开放型问题相反，封闭型问题的优点是：

（1）简单，回答在一定的限定范围内，资料容易整理统计，不会出现与调查内容无关的资料。填答方便、容易，省时省力。

（2）收集的资料便于整理统计和定量分析，不需要像开放型问题那样对答案进行仔细的逐字阅读并且分类、编码。

（3）收集到的资料比较集中。由于事先限定了答案的范围，因此，被调查者的回答基本都集中在给定的选项中，可以避免开放型问题可能出现与调查无关的资料的情况。

封闭型问题的缺点也同样明显：一是可能造成答案的偏误，被调查者可能会乱填、误填、少填或者故意隐瞒等，从而错误收集了被调查者的信息；二是存在诱导的风险。

封闭型问题主要用于假设检验。当我们对某个问题已经有了一定程度的了解，需要收集大量资料来进行定量分析以验证假设时，常常采用封闭型问题构成的问卷，并应用于大规模、正式调查中。

在实际应用中，常会将两种形式的问题相结合。一般多以封闭型问题开始并占据问卷的主要篇幅，在问卷的最后设置 1 ～ 2 个开放型问题，以收集问卷可能没有包含的信息，也就是针对调查内容给被调查者一个自由发言的机会。

二、封闭型问题的形式

封闭型问题包括问题及答案两部分，展现形式多样。下面对问卷中常见的封闭型问题的形式、特点、作用等逐一介绍。

1. 填空式

填空题是指在问题后画一条横线或者留有一定数量的空格，让被调查者依据自身的实际情况直接在空白处填写答案。这种形式常用于那些对回答者来说既容易回答，又方便填写的问题，一般只需填写简单的数字（例 3-2）。

例 3-2 您的身高：_____厘米。体重：_____公斤

这种方式是定比测量，是 4 种测量层次中的最高层次。其优点是所得结果准确度高，信息充分，统计分析方便。

2．二项选择式

二项选择题即答案只有肯定与否定两种，回答者根据自己的情况选择其一。这种形式属于定类测量（例 3-3）。优点是回答简单、明确，划分界线分明，被调查者可以被严格地"一分为二"，即分成两类不同的群体。这种形式的弱点是，得到的信息量太少，类别粗，不能了解和分析回答者中客观存在的不同层次。

例 3-3 您的性别为：①男 ②女

3．多项单选式

多项单选题给出的答案至少在两个以上，需要回答者选择其一。这也是问卷中采用较多的形式之一。这种形式也属于定类测量。由于设有多个备选项，所以要求答案穷尽和互斥（例 3-4）。这种问题形式的统计结果适合于频数统计和交叉分析。

例 3-4 您目前的婚姻状况：
①未婚 ②已婚 ③离婚 ④丧偶 ⑤其他_____（请写明）

4．多项多选式

被调查者在备选项中选出多个选项作为答案，包括多项限选题和多项任选题，前者规定选择的数量（例 3-5 和例 3-6）。

例 3-5 多项限选题：您最常用的手环功能有哪些？（请选择最主要的 2 个功能，在相应答案前的方框里打"√"）：
□计步数 □查看心率 □查看睡眠情况 □看时间
□其他（请注明）：_____

例 3-6 多项任选题：您认为有下列哪些情况的人属于高血压的高危人群？（可多选，请在相应答案前的方框里打"√"）：
□吸烟 □过量饮酒 □缺乏运动 □高盐饮食 □精神紧张 □肥胖
□家族遗传 □不清楚

相比多项单选题，多项多选题给了被调查者更多的选择机会。例 3-5 其实可以改成多项单选题，强迫被调查者只选择"最"符合自己情况的选项，但是实际调查中被调查者在选项中间可能来回犹豫，因为经常有"不分伯仲"的情况，或者尽管我们要求只能选择一个选项，但是在收回来的自填式问卷中一般都会出现选择多项的情况。

需要注意的是，多项多选题的问题编码不是一个，而是多个，在建立数据库时需要格外注意。多选题的分析也有特定的方法，可以基于调查人数来计算每种选项的选择频率，也可以基于选项的选择总频次进行不同选项的构成分析。许多分析软件都设置了多选题模块可供使用。

5. 多项排序式

多项排序题要求被调查者在选择出选项后按照一定的标准进行重要性的排序，除了可以了解被调查者所选择的类别外，还可以了解被调查者对选中项的看重程度（例 3-7）。

例 3-7　您更看重护士哪三方面的素质（请选择 3 项，并按从高到低的顺序进行排序，填写选项的序号即可）：_____＞_____＞_____
①职业道德　②专业能力　③沟通能力　④科研能力

多项排序题重在排序，因此在数据处理时需要对顺位进行加权，以便对问题进行综合判断。

6. 矩阵式或表格式

当询问若干具有相同答案形式的问题时，可以将其设计为矩阵形式或者表格形式（例 3-8 和例 3-9）。优点在于节省问卷的篇幅，而且由于同类问题集中在一起，回答方式相同，阅读起来更容易，填写时间也会缩短。

例 3-8　矩阵式：您饮酒的频率是怎样的？（请在每一行适当的方框内打"✓"）

	每天	每周	每月	每年	从不
(1) 白酒（≥ 42 度）	□	□	□	□	□
(2) 白酒（＜ 42 度）	□	□	□	□	□
(3) 啤酒	□	□	□	□	□
(4) 黄酒（糯米酒、青稞酒）	□	□	□	□	□
(5) 葡萄酒	□	□	□	□	□
(6) 其他	□	□	□	□	□

例 3-9　列表式：您饮酒的频率是怎样的？（请在每一行适当的方框内打"√"）

	每天	每周	每月	每年	从不
（1）白酒（≥ 42 度）	□	□	□	□	□
（2）白酒（< 42 度）	□	□	□	□	□
（3）啤酒	□	□	□	□	□
（4）黄酒（糯米酒、青稞酒）	□	□	□	□	□
（5）葡萄酒	□	□	□	□	□
（6）其他_____	□	□	□	□	□

注：为了填答过程中不"串行"，采用了隔行添加底色的设计。

第三节　量表的设计

上一节我们介绍了 6 种封闭型问题的提问方式，这些问题多数是基于客观事实、行为的定类、定比测量。在与健康相关的研究中，离不开对人们态度、信念、价值观的测评，对这些变量的定序测量更偏于心理测量，所以量表使用较多。量表的本质是多个封闭型问题的集合体。

态度、信念、意向、价值观等作为潜变量，无法直接被观察到，但可通过人的语言、行为以及对外界的反应等间接地进行测量。通过一套有关联的叙述句或题目，由被调查者对这些句子或题目做出反应，根据这些反应推断出态度、信念、意向、价值观的方向和强弱程度。在这些主观感受的测量上，量表是常用的且学术界认为较为客观的测量工具。

一、李克特量表

1. 李克特量表概述

李克特量表是由美国社会心理学家李克特（Likert）于 1932 年提出的。

李克特量表，即总加量表（summated rating scales），由一组与测量问题有关的陈述句和计有等级分数的答案组成，以总分作为评价依据，主要用于测量态度等主观指标的强弱程度。它由一组句子构成，设计时围绕所要测量的问题搜集或者编写众多句子，然后通过预调查后的项目分析方法筛选出辨别力较强的句子。根据被调查者对这组句子的各项回答，量表使用总和计分方式，以判明其态度的强弱。

李克特量表的特点有：①主要应用于测量态度、意向等主观指标。②它由一组陈述句及其等级分选项组成。③答案一般分成 4～7 个等级，具有排序功能。一般来说，等级越多，量表的区分度越高。④评判回答者态度强弱的依据是个人在所有陈述句上的得分总和。

李克特量表有一个假设前提，即认为每一个陈述句在测定态度时均起同等作用，在表现态度的程度差别时，其能力是相同的。研究者在使用李克特量表所获结果时，必须充分注意到这一点。

2. 李克特量表的编制

以例 3-10 为例，该量表编制者首先收集或编写关于某一问题或事物的一系列态度陈述句，每句态度陈述句之后附有一个 5 等级选项，这 5 个等级的分数最高为 5 分，最低为 1 分。被调查者填答完后，将其每句得分加在一起即为测量所得分数。在最常用的 5 个等级中设有中立项，表明态度中立。对于是否一定需要设立中立项，在学术界存在争论。赞成一方认为这样设置可以给被调查者保持中立的机会和权利，而不至于给人"被强迫"的感觉；反对一方则希望通过去掉中立项让被调查者尽可能表达出自己的态度，也可以避免被调查者在一套量表所有题目中都选中立项的尴尬局面。

李克特量表的最大优点是编制过程较为简单，分数的评定简便易行，因此被广泛采用。

例 3-10 中的量表旨在测量高血压患者坚持服药的自我效能感，采用的是李克特 5 等级量表。

例 3-10　以下说法在多大程度上符合您的情况？（请在序号上画"✓"）	完全不符合	不太符合	中立	部分符合	完全符合
1. 我觉得我一定能够按医生的要求规律服药	①	②	③	④	⑤
2. 我觉得我绝对不会忘记按时服药	①	②	③	④	⑤
3. 即使血压连续一段时间正常我也一定会坚持服药	①	②	③	④	⑤

二、格特曼量表

1. 格特曼量表概述

格特曼量表，也称格特曼量表图分析法（Guttman scalgram analysis），是格特曼在 1950 年提出的。该量表由一组与测量问题有关的陈述句或问句及其"是""否"答案组成，问题呈阶梯式排列，回答问题如同上台阶一样具有单向性，即量表自身题目中存在着由强变弱或由弱变强的逻辑。

格特曼量表的计分方式：做出一项肯定回答得 1 分，根据每个题目的得分情况需要进行题目答对情况的排序，然后再累加积分，所以也称累积量表。因此，格特曼量表的每一个量表总分，都只有一种特定的回答组合与之对应。它的一个基本观点是——如果回答者对强度较大的问题做出了肯定回答，那对强度较小的问题也应该是肯定回答，即只有得到了第 1 分、第 2 分，才能得到第 3 分（犹如上台阶）。这与李克特量表有很多途径得到 3 分的情况不一样，从而克服了李克特量表只看总分、不顾具体项目上的差异这一缺陷。

格特曼量表的特点是：①答案比较简单，只有是、否或同意、不同意两个态度相反的答案，肯定答案得 1 分，否定答案得 0 分。②它在根据回答者得分高低做出态度强弱评价时，顾及了他们在具体问题上存在的差异。③它在对回答者得分汇总排序的同时，对测量用的陈述句或问句也进行了排序。它认为每个陈述句或问句所代表的态度强度是不一样的。回答者在低强度的陈述句或问句上做了否定回答，那么在高强度的陈述句或问句上更应该是否定回答。④它不仅能评价回答者的态度，而且可以对量表本身做出评价。

格特曼量表的前提是单维性假设，也就是要求一组陈述在一个维度上进行测评，显然这种假设是有局限性的。这种单维性往往只是某一部分人的态度模式，一组特定的陈述可能在某一群体中表现出单维模式，但是换一个群体可能就不表现为单维性。同样，在一个时期中是单维的模式，但到了另一个时期却不一定还是单维的。而且，具有单维特征的领域往往很难找到。

格特曼量表多被用于测量态度卷入的研究，以确定人们是否接受某项态度的范围。由于人们的态度反应往往不基于单一维度，所以很难编制出完美的格特曼量表。

2. 格特曼量表的编制

（1）编制题目：研究人员围绕所希望测量的某一事物或概念编制一组陈述，这些陈述应该是单维的，即具有某种趋强结构。

（2）预调查：用一个小样本对这些陈述进行检验。

（3）题目筛选：从中去掉那些不能很好区分赞成的回答者与不赞成的回答者的陈述。

（4）排列：将被调查者按总分高低纵向由上至下依次排列，将回答的结果按最赞成的陈述到最不赞成的陈述横向由左至右排列，构成一个矩阵图。

格特曼量表数据处理示意见表 3-1 和表 3-2。

表 3-1　格特曼量表调查原始结果

被调查者	题目								分数
	1	2	3	4	5	6	7	8	
1	1	1	1	1	1	0	1	0	6
2	1	0	0	0	1	0	1	1	4
3	1	1	0	0	1	0	1	1	5
4	0	0	0	0	1	0	1	0	2
5	1	0	0	0	1	0	1	1	4
6	1	0	0	1	1	0	1	0	4
7	1	1	0	1	1	1	1	1	7
8	1	1	0	0	1	0	1	1	6
9	0	0	0	0	0	0	1	0	1
10	1	1	0	0	1	0	1	1	6
11	1	0	0	0	1	0	1	1	4

表3-2　格特曼量表整理后的结果

被调查者	题目								分数
	7	5	1	8	2	4	6	3	
7	1	1	1	1	1	1	1	0	7
10	1	1	1	1	1	1	0	0	6
8	1	1	1	1	1	1	0	0	6
1	1	1	1	0	1	1	0	1	6
3	1	1	1	1	1	0	0	0	5
5	1	1	1	1	0	0	0	0	4
2	1	1	1	1	0	0	0	0	4
11	1	1	1	1	0	0	0	0	4
6	1	1	1	0	0	1	0	0	4
4	1	1	0	0	0	0	0	0	2
9	1	0	0	0	0	0	0	0	1

经过表 3-2 的排列,所有的赞成答案就构成了一个三角形态。格特曼量表法就是利用这一三角形态作为判断语句和量表的基础。凡是答案"赞成"落在三角形态以外的都当作是误差。

(5)计算再现系数(coefficient of reproducibility)和正比例(plus percentage ratio, PPR):在矩阵图中沿赞成与不赞成的分界处画一条切割线,左上三角区域为赞成,右下三角区域为不赞成。实际的回答总有误答,落在右下角区域的"赞成"就是误答。

$$再现系数(R)=1-\frac{误答频数}{题目数 \times 回答人数}$$

如果再现系数大于或等于 0.90,我们就称该量表是单维度的。表 3-2 中 $R=1-2/(8 \times 11) \approx 0.977$。

每个人的得分就是他回答赞成的项目总数。也就是说,格特曼量表可以直接根据被调查者所同意的陈述数目(即他的量表分数)来决定他对这一概念或事物的赞成程度,这也正是格特曼量表的最大优点。

$$正比例(PPR)=\frac{R-\dfrac{选"赞成"的频数和选"不赞成"的频数中的较大者}{题目数 \times 回答人数}}{1-\dfrac{选"赞成"的频数和选"不赞成"的频数中的较大者}{题目数 \times 回答人数}}$$

PPR 的可接受范围在 0.7 ~ 1 之间。表 3-2 中,选择"赞成"(得 1 分)的频数是 49,选择"不赞成"(得 0 分)的频数是 37,取两者中较大者即 49,题目数 × 回答人数为 8×11=88。PPR=(0.977−49/88)/(1−49/88) ≈ 0.95。

另外,如果答案"赞成"落在三角形态以外区域的数量较多,则该条测评语句需要引起重视,因为可能是易被误解的语句,必要时可以考虑把这些准确性欠佳的语句剔除,重新整理一个三角形态。

3.格特曼量表举例

例 3-11 大学生安全套使用技能的格特曼量表

测评场景:每个被测评者单独接受测评,测评员给被测评者一枚安全套和一个不带基座的阴茎模型。测评员根据被测评者的表现在量表中进行记录:请在"0"(否)或"1"(是)上画圈,并保证每个问题都完成。"1"表示所描述的情况完全符合;如果只是部分符合或者不符合,请在"0"上画圈。

第一部分：

测评员读出："请演示如何在这个模型上使用安全套。"

	否	是
1. 沿着安全套包装的边缘撕开，而不用牙齿或指甲	0	1
2. 将安全套正面朝外放在阴茎的顶部	0	1
3. 用两个手指捏住安全套尖端的突起部位	0	1
4. 将安全套从上往下撸到阴茎根部	0	1

第二部分：

给测评员的提示：现在让被测评者把模型给你。然后，读出下面的要求：

"现在我想让你转动模型，使其与地板保持平行，就像阴茎仍然在性伴的体内一样。当阴茎从性伴体内抽出时，请演示如何使用安全套。然后，请演示如何从阴茎模型上取下安全套。"

给测评员的提示：把模型交还给被测评者，让其抓住模型根部，确保安全套没有被触摸到。

	否	是
5. 握住处在阴茎根部的安全套，把阴茎从性伴体内抽出来	0	1
6. 捏住安全套的顶部，以便射在顶端突起部位的精液不会溢出	0	1
7. 握住安全套的两端（顶端和根部），小心地将安全套从阴茎上滑下来	0	1

分析：例 3-11《大学生安全套使用技能的格特曼量表》并没有严格遵守格特曼量表"上台阶"的规则，但是该量表的 7 道题目体现了安全套使用过程的先后次序，因此可以认为是格特曼量表的变形。

三、语义差异量表

1. 语义差异量表概述

语义差异量表（semantic differential scales），也称语义分化量表，由美国心理学家奥斯古德（C. E. Osgood）和苏西（G. J. Suci）于 1957 年创制。语义差异量表是运用若干语义相反的极端形容词（短句）来调查应答者的态度，它实现了把个人的定性判断转换为可以定量分析的方式。此类量表由一系列反义词组成，并被划分为 7 个等值的评定等级（有时也可以划分为 5 个或 9 个等级），每一等级的分数从左至右分别为 7、6、5、4、3、2、1，也可以计为 +3、+2、+1、0、-1、-2、-3，或者相反。展示为标尺样子，尺度上的每一点均有相应的分数，被调查者只需根据自己的看法在尺度上选择出能够代表或表明自己这种看法的那一点，圈画标记即可。研究者将被调查者圈画的那一点上的对应分数加在一起，即得到被调查者态度测量的得分。对被调查者得分的解释方法类似于总加量表中运用的方法，即要参照量表容纳的所有尺度的分数总和情况。

2．语义差异量表设计举例

国内学者运用语义差异量表对人们对于心理疾病的消极态度（污名）进行测量，包括负面认知评价、消极情感体验和歧视行为反应 3 个维度。

量表编制过程如下：

（1）收集语义差异量表配对的词对。从文献研究、访谈编码、自由联想问卷三方面进行收集：①收集有关心理疾病污名的文献和量表，进行分析整理，筛选出与心理疾病污名有关的认知、情感、行为 3 种维度结构的词语；②随机访谈 30 名大学生，请他们描述对患有精神分裂症、抑郁症等心理疾病的人的态度，对访谈结果进行编码，提取出符合认知、情感、行为的词语；③通过自由联想问卷，让被调查者写下 30 个词语，分别用 10 个词语来表达他们对心理疾病患者的认知、情感以及行为倾向。把从三方面收集到的词语依据语义或内涵相似性进行合并，筛选出频率在 5 次以上的词语，最终共收集到 30 个形容词。根据语义差异量表的特点，查阅《现代汉语词典》，找出 30 个形容词的反义词，以这 30 对形容词组成心理疾病污名语义差异的初始问卷。

（2）专家评价筛选词对。请 8 名心理学教师以背靠背独立评价方式，依据形容词对是否属于认知、情感、行为词语对初始问卷进行评价与判断。根据项目评估的反馈意见，删除 6 个不符合的词对，最终形成有 24 个形容词对的心理疾病污名语义差异预测问卷。为防止被调查者产生习惯性作答，在预测问卷的 24 个形容词对中，18 对形容词左边是消极词语，右边是积极词语，6 对形容词左边是积极词语，右边是消极词语。问卷采用 7 点计分，数字"1"代表倾向于认为左边的词最符合自己的观点，"4"代表观点是中立的，"7"代表倾向于认为右边的词最符合自己的观点。例如，如果被调查者对心理疾病患者的评价是消极的，则在"危险—安全"这一对形容词中，选择靠近"危险"一边的数字。

（3）试测、分析与筛选词对。随机选取 150 名大学生进行试测，剔除空白、漏填或所选数字都是同一个数字，或按照数字规律性进行勾选等作答的问卷，共收回有效问卷 137 份。删除题分与问卷总分相关系数低于 0.35 的项目，最终形成包含 16 对不同形容词的心理疾病污名语义差异正式量表（例 3-12）。

例 3-12　心理疾病污名语义差异量表

X1：危险 1—2—3—4—5—6—7 安全

X2：脆弱 1—2—3—4—5—6—7 坚强

X3：无能 1—2—3—4—5—6—7 能干

X4：孤僻 1—2—3—4—5—6—7 合群

X5：偏激 1—2—3—4—5—6—7 平和

X6：冷漠 1—2—3—4—5—6—7 热情

X7：怪异 1—2—3—4—5—6—7 正常

X8：阴暗 1—2—3—4—5—6—7 阳光

X9：厌恶 1—2—3—4—5—6—7 喜欢

X10：害怕 1—2—3—4—5—6—7 无畏

X11：紧张 1—2—3—4—5—6—7 轻松

X12：反感 1—2—3—4—5—6—7 好感

X13：排斥 1—2—3—4—5—6—7 接纳

X14：歧视 1—2—3—4—5—6—7 尊重

X15：远离 1—2—3—4—5—6—7 接近

X16：漠视 1—2—3—4—5—6—7 关心

例 3-12 中 X1—X8 反映的是认知评价，X9—X12 反映的是情感体验，X13—X16 反映的是行为反应。

第四节　问题与选项的编写技巧

一、问题的语言和提问方式

1. 问题与选项的编制原则

（1）相关原则：调查问卷中除了少数几个提供背景的题目外，其余题目必须与研究主题直接相关。

（2）简洁原则：在设计问题时，尽可能使问题清晰、简短，使回答者很快看完，并且方便记忆和理解。

（3）礼貌原则：调查问卷中尽量避免涉及个人隐私的问题，如收入来源；避免那些会给被调查者带来社会或职业压力的问题，使人感到不满。问题的措辞礼貌、诚恳，人们才愿意合作。

（4）方便原则：调查问卷中题目应该尽量方便调查对象回答，不必浪费过多笔墨，也不要让调查对象觉得无从下手，花费很多时间思考。

（5）中立性原则：在具体询问问题的过程中，受访者的回应往往受到提问者措辞的倾向性影响，而没有保持自身的实际观点。因此，在调查人员提问的过程中以及问卷设计的过程中，应当保证问题内容与提问方式的中立性，避免对受访者的回答形成诱导，即避免使受访者感到提问者在期望受访者回答某些答案，或鼓励其做出某种回答。例如，当询问受访者是否正在锻炼时，一般会问："您现在锻炼吗？"如果问题更换为"您现在没有锻炼，是吗"，则会对受访者造成暗示，显示出期望其回答"没有在锻炼"的倾向性。同样，在问题中引用某些权威的话，例如"医生说运动有利于身体健康，您认为呢"，也会使患者产生回答"运动有益"的倾向。另外，在问题和答案的具体用词中，也需要尽量避免用词的褒义或贬义，以免对受访者造成诱导。

（6）选项穷尽和互斥原则：选项的穷尽性指备择选项包含了问题所有可能的回答，即每个被调查者都有适合的选项，每个选项都有可能被选择。保证选项的互斥性指在问题的答案选项中只有一个选项适合被调查者，而且这一选项与其他选项不相互重叠，没有包含、被包含的关系。这需要调查者对答案进行反复推敲，在预调查中不断完善，保证问卷的质量。例如，"您的最后学历是什么"的备选答案有"A．中专　B．本科　C．硕士研究生"3个答案，显然没有穷尽学历类型。有的题目应提供中立或中庸的答案，例如"不知道""没有明确态度"等，这样可以避免调查者在不愿意表态或因不了解情况而无法表态的情况下被迫回答。

（7）拒绝术语原则：调查问卷中避免大量使用技术性较强的、模糊的术语及行话，以便使调查对象都能读懂题目。例如"您听说过获得性免疫缺陷综合征吗"，显然"获得性免疫缺陷综合征"是个医学术语，很多调查对象可能因为这个术语而选择"没听说过"，带来严重的信息偏倚。因此，改成"您听说过艾滋病吗"会更好。

（8）适合身份原则：调查问卷中题目的语言风格和用语应该与调查对象的身份相称。因此，在题目编拟之前，研究者要考察调查对象群体的情况。如果调查对象身份多样，则在语言上尽量大众化；如果调查对象是儿童、少年，用语要活泼、简洁、明快；如果调查对象是专家、学者，用语应该科学、准确，或可适当运用专业语言。

（9）选项适宜性原则：是指根据被调查者的实际情况确定变量等级或分类，

如"月收入"和"消费水平"应针对不同人群设置不同的备择选项等级。例如北京市大学生的消费水平与二、三线城市大学生的消费水平是有差别的，不能用同样的备择选项进行调查。更极端的例子是一线国际大都市和西部偏远山区的收入水平采用相同的等级分类，势必会造成区分度差的问题。

2．常见的问题错误

（1）使用双重含义问题：双重含义问题即在同一问题中询问两个具体内容，或一句话中包含两个问题。例如"您的父母患有糖尿病吗"这一问题，在这个问题中实际包含了"您的父亲是否患有糖尿病"和"您的母亲是否患有糖尿病"两个问题。这样的问题会使部分回答者无法准确回答问题。例如，如果家中仅有父亲患有糖尿病，则受访者就无法回答这一问题。

（2）使用否定的提问形式：否定的提问形式容易造成患者误解，不利于患者正确理解问题，因此在问题设计的过程中，应避免使用否定的提问形式。例如，当询问"您是否认为患糖尿病不影响您的生活"时，受访者往往会遗漏"不"字，并在这种错误理解的基础上进行回答。这就可能会导致在实际调查时，一部分认为糖尿病会影响生活的患者选择了"是"，而不认为糖尿病影响生活的人则会选择"否"，从而造成了问题的误答。同时，这一误答现象在访问后的质量监控与录入环节的监测中难以发现，研究者也没有办法进行判断，进而可能导致后续研究得到错误的结论。

（3）询问回答者不知道的问题：在具体的询问过程中，要保证问卷的有效性，节约调查的时间成本以及投入的人力、物力，基于受访者群体的大体知识水平设计问卷是十分必要的。如果对普通人提问"您认为当前国际糖尿病患病率变化趋势如何"，那么多数受访者将无法回答，因为非专业研究人员或工作人员很难具备这方面知识。而对于自身不具备的知识内容，多数受访者也难以对问题进行客观有效的回答。因此，针对这类问题，需要先提出一个过滤性的问题，如"您是否关注这几年国际糖尿病的患病现状"，并仅对回答"是"的受访者提出进一步的问题。

（4）直接询问敏感问题：对于涉及被调查者收入、生活隐私、人际关系等较敏感的问题，如果直接提问，往往会造成受访者拒答。因此，对于此类敏感问题，最好通过较委婉的方式来间接询问，或者通过假设情景来询问被调查者的态度。

（5）问题的涵盖范围不明确：问题的涵盖范围表示问题是相对于什么背景而言的，在什么范围或哪些方面进行回答。如果一个问题的涵盖范围不清楚，受访者往往难以回答。例如当询问受访者"您患糖尿病后感受如何"时，那么受访者无论是回答自身的身体健康状况，还是回答其精神状态、生活现状，均符合问题要求。只有给出了受访者明确的问题覆盖范围，如"您患糖尿病后，身体上感受如何"，问题范围足够清楚，受访者才能给出具有针对性的正确回答。是否将问题范围明确可根据研究目的决定，探索性研究的问题范围可以相对模糊一些。

（6）需要推论和估计：避免空泛的或需要调查对象推论或估算的问题，例如"您家每年人均医疗支出是多少"。这种问题需要被调查者经过复杂的运算才能给出相对准确的答案，会导致拒绝回答的比例非常高。

二、问题的数量和顺序

1．问题的数量

问题数量的多少决定着整个问卷的长短。问卷的问题数量依据研究的性质、分析方法、投入人力和财力等多种因素来确定，并没有具体的统一标准，但总体而言，问卷不应过长。

一般以回答者能在 30 分钟内完成为宜，最长也不要超过 45 分钟。问卷太长往往会引起回答者心理上的厌烦或畏难情绪，影响填答的质量和回收率。当然，如果研究的经费和人员相当充足，能够采取访问形式，并付给每位回答者一定的报酬或赠送纪念品，问卷本身的质量又较高，调查的内容又是回答者熟悉、关心和感兴趣的事物，那么问卷设计可以适当延长。反之，若调查的内容是回答者不熟悉、不关心、无兴趣的事物，采用的又是自填的方式，研究者除了两句感谢的话外无法给被调查者带来实际利益上的补偿，此时问卷应该尽可能短小精悍，能够让被调查者在 20 分钟以内答完问卷最好。

2．问题的顺序

问题的前后次序及之间的联系会影响被调查者对问题的回答，甚至影响调查的顺利进行。一般来说，安排问题的顺序遵循下列常用的规则。

（1）被调查者熟悉的、简单易懂的问题放在前面，比较生疏、较难回答的问题放在后面。问卷的前几个问题一定要相当简单，回答起来相当容易，这样就可以给回答者带来较好的感觉，有利于他们继续回答下去。相反，如果开头的几个问题回答者回答起来很费劲，或者他们感到很生疏，就会影响他们的情绪和积极性。

（2）把能引起被调查者兴趣的问题放在前面，把容易引起被调查者紧张和顾虑的问题放在后面。问卷调查主要依靠被调查者的积极合作。如果开头的一批问题能够吸引被调查者的注意力，引起他们的兴趣，问卷调查工作将会十分顺利，质量也会比较高。相反，若问卷刚开始出现的是几个触及人们思想深处的问题，或者是有关伦理、道德、政治见解、个人私生活等敏感性问题，就容易导致被调查者产生强烈的自我防卫心理，对问卷调查产生反感，甚至拒绝合作，使调查难以进行下去。若这些问题在问卷的后面才碰到，那时，有些回答者可能已逐渐习惯回答各种问题，即使拒绝填答这几个问题，也不至于影响整个问卷的其他问题。

（3）把开放型问题放在问卷的结尾部分。由于开放型问题一般需要回答者较多的思考和书写，所以回答开放型问题所用的时间要长一些。如果问卷一开始就提出开放型问题，当回答者发现自己答完前边的问题就花了10分钟时间，可能会感到没有那么多的时间和精力填完这份问卷。

（4）先问行为方面的问题，再问态度方面的问题，最后问有关个人的背景资料。问卷中的问题大致包括行为、态度和个人背景资料三方面的内容。行为方面的问题主要是有关客观的、已发生的、具体的事实，容易回答。而态度方面的问题要涉及回答者的主观因素，宜放在靠后一些的地方。个人背景资料问题虽然也是事实性问题，但由于它们是除了姓名以外的有关回答者本人特征的全部信息，若放在开头部分，即使封面信中说明了不记名，但调查刚开始就问这些特征，人们在潜意识中仍免不了会产生一种本能的防卫心理，影响问卷资料的真实性。但如果是当面访问式问卷，个人特征可以放在最前面，方便拉近与被调查者的距离。

（5）按一定的逻辑顺序排列问题。从时间框架来说，一般按时间先后顺序来提出问题，既不要颠倒，也不要打乱。把询问同一方面事物的问题尽可能地排在一起，否则会破坏回答者的思路和注意力。

表3-3是有关问题排序的总结，供读者参考。

表3-3 问题的排序

问卷位置	作用	特征	例子	目的
开始	过滤调查对象	限制性问题	"您吸烟吗?"	辨别目标回答者,对吸烟者继续调查
最初的几个问题	热身	适应性问题	"您吸烟几年了?"	易于回答,向回答者表明调查很简单
前 1/3	过渡	过渡性问题	"您打算戒烟吗?""您打算或不打算戒烟的原因是什么?"	与调研目的有关,需稍费些力回答
中间 1/3	开放获取信息	难于回答及复杂的问题	"您希望获得哪些帮助?"	应答者已保证完成问卷并发现只剩下几个问题
最后	分类和个人统计	分类和个人情况	"您的最高教育程度是什么?"	有些问题可能被认为是个人问题,应答者可能留下空白,但它们处于问卷的末尾,对调查的影响相对较小

第四章　测量与误差

日常生活处处离不开测量，健康领域的测量会涉及生理指标、血液生化指标等自然属性的测量，也会涉及心理、态度、行为等社会属性的测量，本章的重点在于讨论后者所涉及的问题。调查问卷和量表作为测量工具，可以帮助我们认识社会现象，但其前提是工具准确、可靠、误差尽可能小。在本章中，我们将对测量的概念与特征、概念的操作化过程、误差的定义和来源等内容进行介绍。

第一节　测量的概述

一、测量的概念

美国学者史蒂文斯（S. S. Stevens）认为：测量就是依据某种法则给物体安排数字。这一定义被许多社会科学研究人员所采用。本书采用我国社会学教授风笑天的定义：所谓测量，就是根据一定的法则，将某种物体或现象所具有的属性或特征用数字或符号表示出来的过程。一定的法则是指在测量时所采用的规则或方法，例如：测量人的体重，依据的是地球的重力作用；测量人的学业，依据的是其各门测验上的得分，而各门测验的试题势必需要符合其大纲要求；测量人的智力，需要采用根据智力理论所编制的测验得分来反映。

不同的测量，根据事物本身的属性不同，会有"量"与"类"的分别。例如，体重可以用数字＋单位来反映，一个人的体重是 76.5 kg，这种测量的作用在于确定了体重的数量，也就是定量测量；而人的血型是无法也没有必要用数量来确定的，按照 ABO 血型系统，人类的血型只有四种——A 型、B 型、O 型和 AB 型，可见血型测量的作用在于区分类别并给予不同的类别以不同的符号，这属于定性测量。

二、测量的要素

1. 测量对象

测量对象也称为测量客体，是客观世界中所存在的事物或现象，是我们要用数字或符号来表达、解释和说明的对象。在与健康有关的测量中，最常见的测量对象是每一个人，即个体。除了个体以外，测量对象还可以是机构、组织、群体、社区等。

2. 测量内容

测量内容即测量对象的某种属性或特征。在任何一种测量中，我们所测量的对象虽然是某一客体，但所测量的内容并不是客体本身，而是这一客体的特征或属性，例如个体的身高、体重、血压、认知、态度、行为等。同样，医疗机构的规模、组织结构、管理模式、工作流程、医患关系等是医疗机构这类客体所涉及的测量内容。

3. 测量方法

测量方法是指测量时所采用的测量原理、计量器具和测量条件的综合，亦即获得测量结果的方式。也可以说，它是某种具体的操作程序和区分不同特征或属性的标准。例如测量个体的血压，可以采用的仪器有很多种，如水银柱血压计、上臂式电子血压计，每种血压计又有不同的生产厂家与型号，实施测量时需要遵循严格的测量规则，包括被测量者的体位、手臂与心脏的水平位置、袖带的具体位置、充气加压的尺度、读数方法以及被测量者测量前的身体活动情况等都有严格的规定。再如一般调查都会涉及的经济收入问题，在农村地区由于收入按年计比较方便，因此通常询问"家庭年收入"以及"家庭人口数"来估算出人均月收入，而在城市地区按月计更方便，但是需要特别明确哪些金钱的来源算作收入，如果仅仅报告每月工资单的收入会出现低估的现象。

4. 计量单位

计量单位是指为定量表示同种量的大小而约定的定义和采用的特定量。计量单位具有根据约定赋予的名称和符号。在健康相关的自然属性测量中，一般有国际公认的、通用的单位标准，例如血压的单位是毫米汞柱（mmHg）或千帕（kPa），血糖的单位是毫摩尔/升（mmol/L）或毫克/分升（mg/dl），再如身高的单位可以用厘米（cm）也可以用米（m），体重的单位可以用千克（公斤，kg）或斤。一般我们会建议选择被调查者更习惯使用的那种，这样可以减少信息误差。例如体重，在中国人们更喜欢用"斤"来表示，如果问卷调查需要自报体重而采用公斤或千克作为计量单位，当一个人自报"120"时，需要特别小心这个"120"的单位是公斤还是市斤。当然，如果采取现场测试体重并记录的方式，采用千克是没有任何问题的，因为体重计采用的单位是千克。

在与健康相关的社会属性测量中，由于测量的对象十分复杂，量化程度较低，还没能或者根本不可能建立起某种公认的、适合于多种不同情况的计量单位，例如职业声望、医院满意度等。在一些社会人口学特征、态度的测量中，通常只是关注类别情况，因此不涉及"单位"的问题。在行为测量中，在涉及行为频率时，可能涉及"单位"问题，例如运动锻炼、膳食的频率是"每周"还是"每月"的行为次数，需要特别明确。

三、测量实施的构成要素

测量的实施涉及测量对象、测量工具、测量技术、测量人员和测量环境。即测量要有对象（测量的客体），测量要由人（测量主体）来实施，测量需要专门的仪器（硬件）作为工具，测量要有理论和方法（软件）作为指导，测量总是在一个特定的环境中进行的（图 4-1）。

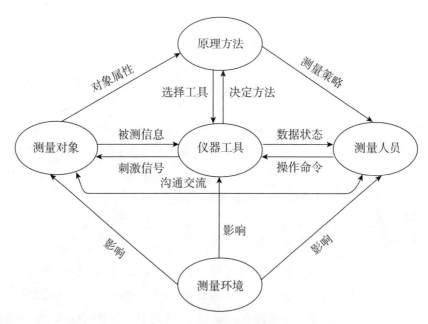

图 4-1   测量实施的构成要素

测量过程是测量的主体（测量人员）获取测量客体（被测对象）的量值信息的过程。在这个过程中，测量的主体（测量人员）根据测试任务的要求、被测对象的属性和特点及现有仪器工具的状况，拟定合理的测试方案，选择测试用的仪器工具，组建测试系统。根据所采用的测量技术（即决定原理、方法及相应的技术措施），制定出测试策略（测量算法）和操作步骤（测试程序），对仪器和系统实施测试操作（发控制命令），按照逻辑和时序完成测量过程，取得测量数据，分析测量误差并显示测量出的结果。

四、测量层次

健康相关测量的对象具有各种不同的性质和特征，因而对他们的测量也就具有不同的层次和标准。史蒂文斯 1951 年创立了被广泛采用的测量层次分类法，他将测量层次分为 4 种，即定类测量、定序测量、定距测量和定比测量。

1. 定类测量

定类测量也称为类别测量或定名测量，它是测量层次中最低的一种。定类测量在本质上是一种分类体系，即将测量对象的不同属性或特征加以区分，标以不同的名称或符号，确定其类别。定类测量的数学特征主要是等于与不等于（或者属于与不属于）。定性测量实际上都是在定类测量上的测量。虽然我们也会用数字来代表事物或者把事物归类，但是这些数字没有任何数量上的意义。它们只是用来标志事物的符号，而没有序列性、等距性和可加性。例如用"1"来表示男性，用"2"来表示女性。定类测量的数据是计数数据，只能计算次数的多少。统计分析时可以计算频数、百分比，可以进行卡方检验。

由于定类测量实质上是一种分类体系，因而必须注意所分的类别既要具有穷尽性，又要具有互斥性。即所分的类别既要相互排斥，互不交叉重叠，又对各种可能的情况包罗无遗。

定类测量有两种属性：对称性和传递性。所谓对称性，是指甲对乙的关系也就是乙对甲的关系。如果甲与乙同类，则乙也一定与甲同类；反之，如果甲与乙不同类，则乙也绝不会与甲同类。所谓传递性，指的是如果甲与乙同类，而乙与丙同类，那么甲与丙一定也是同类。

2. 定序测量

定序测量也称为等级测量或顺序测量。定序测量比定类测量的水平高，其取值可以按照某种逻辑顺序将研究对象排列出高低或大小，确定其等级及次序。或者说，定序测量可以按照某种特征或标准将对象区分为强度、程度或等级不同的序列。

定序测量不仅能够像定类测量一样，将不同的事物区分为不同的类别，而且还能反映事物或现象在高低、大小、先后、强弱等序列上的差异；它的数学特征是大于或小于（＞或者＜），它比定类测量的数学特征高一个层次。定序测量所得到的信息比定类测量所得到的更多。而且，定序测量除了具备定类测量的对称性（即区分同类与不同类）以外，还具备不对称性。这种不对称性指的是甲对乙具有某种关系时，并不等于乙对甲也具有这种关系。例如，大于的关系（或小于的关系）就是不对称的，甲＞乙时就不会出现乙＞甲。但此时传递性依然成立，即如果甲＞乙，乙＞丙，那么一定有甲＞丙。

适用的统计方法包括求中位数、百分位数、斯皮尔曼等级相关系数和肯德尔和谐系数等，但不能做加、减、乘、除运算。例如，某化验指标结果可以分为强阳性、阳性、阴性3个等级，相应用3、2、1来表示，数字3、2、1构成了3＞2＞1的位次关系，但不能说各个数字之间的距离相等。定序测量具有区分性和序列性，但不具有等距性，也没有可加性。

3. 定距测量

定距测量也称为等距测量或区间测量。它不仅能够将社会现象或事物区分为不同的类别、不同的等级，而且可确定它们之间不同等级的间隔距离和数量差别。在定距测量中，我们不仅可以说明哪一类别的等级较高，而且还能说明这一等级比那一等级高出多少单位。也就是说，定距测量的结果之间可以进行加、减运算。等距量表不仅有大小关系，而且有相等的单位，其数值可以做加、减运算，但没有绝对的零点，不能做乘法和除法运算。适用的统计方法包括求平均数、标准差、积差相关系数，可以进行 t 检验和 F 检验。

定距测量的一个典型例子是公元年代。我们在调查问卷中经常会询问这样一个问题："请问您是哪一年出生的？"回答者所给出的数字可以向我们表明他们各自的年龄，而且越大的数字表示越小的年龄。数字间的间距与年龄间的间距完全相等。例如，调查对象甲1990年出生，乙2000年出生，那么二者的年龄差距就等于数字差距：2000–1990=10年（岁）。

需要注意的是，定距测量的值虽然可以为零，但这个零却不具备数学中我们所熟悉的零的含义。等距测量在心理学和教育学中应用较多，例如智力、人格和成就的测量，这些测量具有"无绝对零点"的特征。

4. 定比测量

定比测量也称为等比测量或比例测量。定比测量除了具有上述3种测量的全部性质之外，还具有一个绝对的零点（有实际意义的零点）。所以，它测量所得到的数据既能进行加、减运算，又能进行乘、除运算。是否具有实际意义的零点（绝对零点），是定比测量与定距测量的唯一区别。例如，对血压、脉搏、收入、人口密度等的测量都是定比测量。

上述4种测量的层次由低到高逐渐上升。高层次的测量具有低层次测量的所有功能，即既可以测量低层次测量可以测量的内容，也可以测量低层次测量所无法测量的内容；同时，高层次的测量还可以作为低层次测量处理。例如，定序测量具有定类测量的分类功能，且可以作为定类测量使用。同样，定距测量具有定序测量的排序功能与定类测量的分类功能，且可以作为这两种测量使用，但反过来则不行。为了进一步清楚地说明这四种测量的差别，我们将它们各自的数学特性总结在表 4-1 中。

表4-1 4种测量层次的数学特性总结

	定类测量	定序测量	定距测量	定比测量
类别区分（=、=）	有	有	有	有
次序区分（>，<）	—	有	有	有
距离区分（+，−）	—	—	有	有
比例区分（×，÷）	—	—	—	有

明确不同测量方法的数学特性非常重要。在问卷和量表的设计中需要考虑使用哪种测量层次，例如年龄数据的采集，可以详细到年月日（定距测量），也可以按 10 岁一个年龄组进行划分（定序测量），还可以简单地分类为成年人和未成年人（定类测量）。显而易见，从定距测量到定类测量，填写方便程度依次增加，但是数据的精确性依次下降。同时，在数据分析时需要根据不同测量方法的数学特性来选取适合的统计方法。就上述年龄而言，定类和定序测量结果宜采用频数、百分比来描述，定序测量结果还可采用中位数、百分位数来描述，定距测量结果宜采用均数 ± 标准差来描述。另外，高级的测量水平可以向低级转换，例如采用定距测量方法采集了年龄后，可以按照 10 岁一个年龄组进行分组，也可以按照成年与否进行分类，但是反过来，从低级测量水平向高级转换是无法实现的。

第二节 误 差

一、误差的定义与分类

1. 误差的定义

测量误差通常是指测量值与真实值之差，是在测量过程中，那些与测量目的无关的因素所导致的测量结果不准确或者不一致的测量效应。

2．误差的分类

在健康相关调查中，误差包括抽样误差和非抽样误差，非抽样误差包括系统误差和随机误差。

抽样误差是在抽样研究中，即使消除了系统误差，控制了随机误差，样本统计指标与总体参数间仍存在的误差。抽样误差是由于个体差异造成的，是抽样所致，是客观存在、不可避免的。

系统误差是某种必然因素所致，不是偶然因素造成的，具有一定的方向性，观察结果一律偏高或偏低。系统误差一旦发生，统计学是无能为力的，因此要尽可能避免。

随机误差是偶然因素所致，故无方向性，对同一样品多次测定，结果有高有低，不完全一致。随机误差是不可避免的，再精确的测量仪器也会存在误差，但只要将误差控制在一定的允许范围内，读出的数据都可以使用。

3．测量误差的评定

为了正确地说明测量结果，通常用精密度、准确度和精确度来综合评定。

（1）测量精密度：指测量值重复一致的程度，反映的是测量数据的集散情况，而这种集散情况主要体现测量随机误差的分布情况。测量过程中，在相同条件下用同一种方法进行重复测量时，所得到的数值相互之间接近的程度即为测量精密度。数值越接近，精密度越高。精密度用来表示测量值的重现性。测量的精密度高，并不意味着测量数据理想。例如，测量数据的分布很集中，但绝大部分比真值大或者绝大部分比真值小，都不是理想的测量结果。

（2）测量准确度：准确度也称正确度，指测量值与真值的接近程度。准确度在测量工具确定后就已经确定了，因此反映的是系统误差的大小。例如采用米尺和红外线身高仪测身高，显然前者的准确度不如后者高。

（3）精确度：精确度是对测量的精密度和准确度的综合评价，反映系统误差和随机误差综合影响的程度。精确度高，说明准确度和精密度都高，意味着系统误差和随机误差都小。

精密度、准确度和精确度的关系见图 4-2。

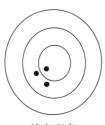 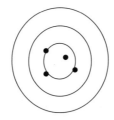 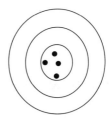

a.精密度高，
准确度低

b.准确度高，
精密度低

c.精确度高，即精
密度和准确度均高

图 4-2　精密度、准确度和精确度的关系

二、各种误差的来源与控制

上文介绍的测量实施的各个环节都可能带来误差，误差可以来自于施测人员和被测对象，也可以来源于测量工具和技术，同时也会受到测量环境的影响。在定量研究中，误差被分为抽样误差和非抽样误差，非抽样误差又分为系统误差和随机误差。抽样误差主要由被测对象的选择导致，系统误差和随机误差可以来自于其他所有环节。

（一）抽样误差及控制

1．抽样误差的概念

在遵守随机原则的条件下，由于偶然因素被选的样本各种各样，只要被抽中的样本其内部各单位的构成比例与总体有出入，就会出现或大或小的代表性误差，这种误差我们称之为抽样误差。

2．抽样误差的控制

合理有效地运用各种抽样方法和组织形式是控制抽样误差的重要手段。简单随机抽样方式在理论上是最符合随机原则的，它的抽样误差容易得到理论上的论证，因此可以作为发展其他更重要复杂抽样设计的基础，同时也可用以衡量其他抽样方式的抽样效果。在总体各单位标志值大小悬殊的情况下，相较于简单随机抽样，运用分层抽样可以得到相对更为准确的结果。

整群抽样是将总体多个单位划分成若干个群，然后以群为单位随机抽取若干群，对被选中群中所有单位进行全面调查。当总体很大时，抽样调查直接抽选总体单位有很大困难，一般采用多阶段的抽样方法。

总之，每一种抽样组织形式都有其不同的特点。因此，我们要根据不同的调查目的和不同的总体状况，合理有效地运用各种抽样组织形式，从而缩小抽样误差。各种抽样方法的详细内容，参见有关统计书籍。

（二）非抽样误差及控制

1. 非抽样误差的分类

非抽样误差包括系统误差和随机误差。

随机误差是偶然所致并且客观存在的，在消除系统误差和过失误差的条件下，在相同的测量条件下，对同一物理量做多次等精度测量，每次得到的测量值都不相同，有时偏大，有时偏小。当测量次数足够多时，这种偏离引起的误差服从统计规律，即离真值近的测量值出现的次数多，离真值远的出现次数少，而且测量值与真值之差的绝对值相等的测量值出现的概率相等。当测量次数趋于无限多时，随机误差的代数和趋向于零。因此，通过增加测量次数可减小随机误差。

随机误差的特点：①具有有界性：误差的绝对值不会超过某一最大值。②具有单峰性：绝对值小的误差出现的概率大，而绝对值大的出现的概率小。③具有对称性：绝对值相同的正、负误差出现的概率相等。④具有抵偿性：误差的算术平均值随着测量次数的无限增加而趋于零。由此可见，随机误差虽然不可预知也无法避免，但却可以通过多次测量，利用其统计规律达到互相抵偿，从而找到真值的最佳近似值（又称最佳值或最近真值）。

而系统误差通常是主观因素引起的，主要体现为调查设计过程和调查过程中的主观随意性或工具的系统性偏差，或者相关人员缺乏相应知识和实践经验，因此需要特别注意控制。

2. 系统误差的来源

这一部分误差是由调查者的主观意识人为造成的，虽然无法完全杜绝，但是应该尽可能减少甚至避免。一般情况下，只要我们考虑得周到，就可以减少此类误差。

系统误差涉及调查设计、实施的各个方面和各个环节，我们可将系统误差的根源归为 6 种具体情况，分别是组织者安排不当、设计者的主观错误、计量方法不妥和计量工具不准、调查者素质参差不齐、被调查者素质参差不齐以及数据处理错误等原因。

（1）组织者安排不当：也可以称为组织者误差，主要是指调查的组织者对其组织形式不理解、对过程不熟悉或者对某些环节考虑不周到等，致使在组织时错误地将一种形式在实际调查中改变为另一种形式或者互相混杂使用，导致最终结论与所研究现象实际真值存在较大差异。例如将单纯随机抽样在实际操作中改为随意抽样，没有严格执行随机的方案。

（2）设计者的主观错误：主要包括抽样方案设计者和调查问卷设计者两个方面。

1）抽样方案设计不正确：包括抽样框设计不当或者错误、设计方案内容不全、抽样方法设计欠佳或者调查设计顺序不畅等。

2）调查问卷设计不合理：包括调查问卷内容和格式设计违背常规。例如设计的问题顺序违反人们的思维常规；问题的语言设计偏激，造成受访者不安或有压力，不愿给予正面答案；问卷涉及的问题太多，回答时间过长，导致被访者厌倦或不耐烦。以上种种原因均可能导致问卷的回收率过低及其有效性差，即未能收回全部调查问卷，或者即使问卷全部收回，但由于填写项目不完整，造成数据缺失，也就是有效问卷不足。

（3）计量方法不妥及计量工具不准

1）计量方法错误：这种误差是指调查人员在实际调查过程中使用了与原设计不相符或者错误的计量方法，导致调查结果出现系统性偏差。例如测量数据的单位弄错。

2）计量工具不准：这种误差是指使用计量仪器或者计量工具进行统计调查时，由于这些仪器或者工具本身的精确程度不准或者不合乎标准、操作人员的操作失误以及人类视力所限，使计量结果形成一致的偏高或偏低等一些非常规类型的误差。

（4）调查者素质不过关

1）调查者随意选择调查对象或调查单位。

2）调查者自身的调查能力有限或者自我做主进行不真实的调查。

3）调查者提问的方法不当或者稳健程度不够。

4）调查者登记不真实。

（5）被调查者素质参差不齐：被调查者引起的误差主要是指由于被调查者的个体素质差异，对调查者或者调查问题的重视程度不够所产生的非抽样误差。它主要包括两种情况：一种是被调查者对所提问题的回答不全或不实，另一种就是被调查者拒绝回答。

1）被调查者对所提问题的回答不全或不实：由于被调查者的个体素质差异较大，文化程度各异，对国家统计法不了解，故意伪造数据，虚报、漏报、瞒报、假报调查数据，对要回答的问题理解偏离问题本质，有意或无意地回避个人敏感的问题，或间接回答问题，或对问题回答不完整、没有说实话等所造成的误差。

2）被调查者对所提问题不予回答：指由于调查者和被调查者相互之间无法交流，例如被调查者厌恶和陌生人讲话，只回答自己感兴趣的问题，讨厌调查者的行为表现和提问方式等一系列原因造成的对一些问题不予回答所导致的误差。

这一部分误差是整个调查误差问题处理的核心，也是非抽样误差处理中的重点和难点，但因为其来自于调查研究者的外部，调查者经常感觉"无能为力"。出于伦理考虑，被调查者可以接受调查也可以拒绝调查，调查者没有任何理由强迫被调查者根据其要求回答所要调查的所有问题，除非是国家或政府能够约束到的相关部门或者企事业单位。

（6）数据处理错误：包括自行编写的程序设计错误，收回的有效调查表、有效问卷的问题答案编辑错误、编码差错和数据等录入过程出现错误，以及由于对使用的统计软件不熟悉等所造成的调查数据处理误差。

3．系统误差的控制

（1）从组织者方面进行控制：针对组织者，需要提出严格的专业知识和技能要求，要求他们必须经过专门的培训，或者聘请具有丰富实践经验的统计专业调查职业资格认证的人员来担任，或者邀请一些非常有经验的业内人士与组织者一起讨论安排，这样就不会在调查组织过程中出现或发生低级的错误，导致较大的系统误差。

（2）从设计者方面进行控制：如果是外请调查设计者，要进行严格审查和把关，要选择那些以前确确实实在抽样方案设计和调查问卷设计中成绩比较突出的专门调查设计人员，或者在专门的调查公司邀请一些有知识和经验的专职人员与设计人员一起讨论，提高调查方案、调查表和调查问卷的设计质量，强化调查程序的易用性和稳定性，并开展试点调查以确保调查过程中的所有相关设计都无误后再进行工作布置和实施。如果研究团队本身就是设计者，那么需要团队成员具有强烈的工作责任感和过硬的能力。

（3）从计量方法及计量工具方面进行控制：针对在调查中计量方法不妥和计量工具不准的问题，需要调查前到专业机构进行核准和调试，同时对使用者进行操作技能培训。对于多中心的研究，需要使用同一种计量工具并采用统一的方法。调查问卷的提问和填答要求应明确，询问方法要统一。

（4）从调查者方面进行控制：选择认真负责、沟通能力强的调查者，在调查前进行严格、细致的培训和考核，包括调查技术、询问技巧和登记技能的培训，并且给予一定的劳务报酬激励。

（5）从被调查者方面进行控制：这个问题的解决一方面要靠组织者、招募者和调查者的大力宣传，让被调查者充分理解参与调查的意义，使其感受到调查与自己和家庭密切相关，以及参与调查、提供信息对社区发展、人民健康、国家建设的重要贡献，这些都有助于调动被调查者的参与积极性和认真如实的态度。另外，需要给予一定的经济和物质鼓励，让被调查者感受到尊重和自己付出的时间被认可。

（6）从数据处理方面进行控制：数据处理错误引起的系统误差在很大程度上是可以避免的。可选择能力强、经验丰富的录入程序设计人员，对设计好的录入程序进行试录修改，并对录入人员进行统计专业软件操作技能和相关知识的培训。数据通过双人平行双录入方式比对核查。对于开放型问题的录入，需要通过培训让录入人员对各种不同答案正确理解，准确编码。

（7）从环境方面进行控制：施测的环境会影响计量仪器及工具的准确性，因此通常与健康有关的体检、化验、测试要求在正常室温条件下进行。调查环境会在很大程度上影响调查者和被调查者的心情和交流通畅性，因此施测环境需要安静、宽敞，有时为了保护被调查者的隐私，需要有经过特殊设计的空间布置。

第五章 经典测验理论与项目反应理论

心理与教育测量理论的发展经历了两个时期：在 20 世纪 50 年代之前主要是真分数理论，又称经典测验阶段；20 世纪 50 年代至今，除经典测验理论外，还有项目反应理论、概化理论等，可称为多种理论并存阶段。本章介绍经典测验理论和项目反应理论，这两个理论均与测量误差的估计直接相关。

第一节 经典测验理论

经典测验理论（classical test theory，CTT）从 19 世纪末开始兴起，是历史上的第一个测量理论，也是最早实现数学形式化的测量理论。20 世纪 30 年代，经典测验理论已经形成比较完整的体系，逐渐趋于成熟。20 世纪 50 年代，格里克森的著作使其具有完备的数学理论形式，而 1968 年洛德（Lord F. M.）和诺维克（Norvick M. R.）的《心理测验分数的统计理论》（*Statistical Theories of Mental Test Scores*）一书，将经典测验理论发展至巅峰状态，并实现了向现代测量理论的转换。现代测量理论大多是在经典测验理论的研究基础上，针对其存在的问题发展起来的。

一、真分数与观察分数

经典测验理论也是测量的最一般、最基本的理论，是以真分数为核心假设的测量理论及其方法体系，也称为真分数理论（true score theory）。经典测验理论应用极为广泛，其测量模型是真分数理论模型。

所谓真分数（true score）是指被测者在所测特质（如能力、知识、个性等）上的真实值。真分数在数学上的定义为：真分数是测量被试的实得分数的期望值。可以用下列公式表示：

$$T = \mathrm{E}\ (X)$$

其中 X 为被试在测验上的实得分数，E 代表数学上的期望，T 即被试的真分数。显然，定义上的真分数是不能直接测量得到的，而我们通过一定的测量工具（如测验量表和测量仪器）进行测量，在测量工具上直接获得的值（读数）称为观测值或观察分数。

二、理论假设

1．真分数模型

由于有测量误差存在，观察值并不等于所测特质的真实值，换句话说，观察分数中包含有真分数和误差分数。

真分数的数学表达为观察分数是真分数与误差分数的和，即 $X=T+E$。X 为一个被试的测验总分；T 代表某种潜在特质，即想要测量的特质，为真分数部分；E 是误差部分。而要获得真分数的值，就必须将测量的误差从观察分数中分离出来。为了解决这一问题，真分数理论提出了如下假设：

（1）真分数具有不变性。这一假设的实质是指真分数所指代的被测者的某种特质必须具有某种程度的稳定性，至少在所讨论的问题范围内，或者说在一个特定的时间内，个体具有的特质为一个常数，保持恒定。

（2）误差是完全随机的。这一假设有三方面的含义。一是测量误差是平均数为零的正态随机变量。在多次测量中，误差有正有负。如果测量误差为正值，观测分数就会高于其实际的分数（真分数）；如果测量误差为负值，则观测分数就会低于其实际的分数，即观察分数会出现上下波动的现象。但是，只要重复测量次数足够多，这种正负偏差会两相抵消，测量误差的均数恰好为零。用数学式表达为：$E(E)=0$。二是测量误差分数与所测的特质即真分数之间相互独立，即二者的相关系数为零。三是两次测量的误差分数之间的相关系数为零。由于误差是随机出现的，因此每次测量所产生的误差之间不存在统计意义上的相关。

2．重要推论

在上述基本假设的基础上，真分数理论做出了两个重要推论。

（1）真分数等于实测分数的平均数，可以将真分数理解为多次独立重复测量上获得的平均观测分数。

（2）在一组测量分数中，实测分数的变异（方差）S_X^2 等于真分数的变异（方差）S_T^2 与误差分数的变异（方差）S_E^2 之和，即：

$$S_X^2 = S_T^2 + S_E^2 \qquad\qquad （公式 5-1）$$

公式 5-1 只涉及随机误差的变异，系统误差的变异包含在真分数的变异中，即：

$$S_T^2 = S_V^2 + S_I^2 \qquad\qquad (公式\ 5\text{-}2)$$

公式 5-2 中 S_V^2 是与测量目的有关的（有效的）变异；S_I^2 是与测量目的无关但却稳定的变异，反映系统误差的大小。

$$S_X^2 = S_V^2 + S_I^2 + S_E^2 \qquad\qquad (公式\ 5\text{-}3)$$

一组测验分数之间的变异性是由与测量目的有关的变异、稳定但出自无关来源的变异和随机误差变异所决定的。

三、经典测验理论的优缺点

1. 经典测验理论的优点

（1）它建立在较简单的数学模型之上，容易理解，易于接受，计算简便。

（2）由于理论假设不复杂，所以对实施条件要求不严格，适用性广，也便于推广。

（3）经过长期实践验证，经典测验理论在大多情况下具备足够的准确性。

2. 经典测验理论的缺点

（1）真分数与观测分数间存在线性关系的假定不总是符合事实。$X=T+E$ 是一个简单的线性函数，但大量的研究表明，真分数与观测分数间存在非线性关系。

（2）题项统计量（难度和区分度，参见下一章）严重依赖于被试样本。经典测验理论的项目难度以通过率表示，因此被试样本能力高时项目通过率就高，反之则低；区分度通常以项目与总分的相关或高、低能力组的通过率之差表示，两组能力差别大时区分度就高，反之则低。

（3）被试测验分数依赖于项目的难度，使进行不同测验的被试难以比较。不同测验测量同一种心理特质时会得到不同测验分数，题项难度高，被试测验分数就低。为了解决这一问题，经典测验理论要求所有被试都实施相同的测验项目，或者利用平行复本测验被试，才能对测验结果进行比较。

（4）测验信度建立在平行测验假设的基础之上。平行测验指内容相似，平均分、标准差及误差均相同的测验，但严格平行的测验是不存在的。即使同一测验在不同时间施测，测验分数也会产生较大变异。

（5）测验信度的取值也依赖于被试样本。当样本能力水平的差异大时，测验分数的分布范围就大，计算出的信度值就高，反之信度值就低。

（6）信度是针对被试全体而言的，只代表平均测量精度。信度不能给出不同能力水平的准确测量精度。

第二节　项目反应理论

一、项目反应理论的概念

项目反应理论（Item Response Theory，简称 IRT），又称潜在特质理论（Latent Trait Theory），是为了克服经典测验理论的局限而提出的现代测验理论。这里的项目（item）是指问卷或量表中一道一道的题目，也称为题项。

项目反应理论的基本思想与心理学的潜在特质有关。潜在特质是指一个人身上所特有的相对稳定的行为方式，其可以通过外显行为表现出来。与经典测验理论一样，项目反应理论也认为被试的潜在特质是不能被观察和测量的，但却可以通过其外显行为表现出来。不同的是，经典测验理论以被试对所有测验项目的反应总和（测验总分）为显变量来预测被试的潜在特质，并不认为被试对单个项目的反应与其特质间有任何有意义的联系。项目反应理论则认为被试的能力与其对某一特定项目的反应（以正确或错误反应概率表示）有某种函数关系，确定这种关系就是项目反应理论的基本思想和出发点。因此，IRT 是主要用于确定被试的潜在特质和他们对于项目反应之间的关系的一种概率性方法。

相比于经典测验理论对样本代表性要求的特点，项目反应理论具有参数不变性的特点。由于项目参数具有不变性的特点，即使被试所答项目和项目数不同，其能力仍可以获得精确测量，而这称为自适应测验。自适应测验是项目反应理论的一个重要应用。

二、项目反应理论的假设

1. 单维性假设

单维性假设指测验测量的是单一的特质而非多元特质，即被试对测验中任一项目的反应是其单一特质 θ 的函数。测验只测量被试的某一种能力（如计算能力），而不受其他能力（如阅读能力）对测验结果的影响。

2. 正确假设

正确假设认为如果被试知道答案，则会正确作答该条目，作答反应不受生理（疲劳）或心理等原因的影响。但是，该假设的逆假设（如果被试能准确作答该项目，则认为被试知道正确答案）不成立，否则会和项目反应理论能够处理猜测因素相冲突。

3．局部独立性假设

被测对一个项目做出正确反应的概率不受对同一试卷中其他项目回答的影响。如果前一个题目会提示后一个题目的作答，则该种独立性被破坏。因此，被试对一套试题的反应是其对各个题目反应概率的乘积。

4．潜在特质空间的维度

如果一套试题用于测验被试 K 个潜在特质，则这 K 个潜在特质构成了一个 K 维的潜在特质空间。目前，许多项目反应理论的讨论是基于单维性假设。因此，在分析之前需要对项目的维度进行单维性检验。但事实上，在实际的操作过程中，很少有题目仅用于测量被试的一个维度，所以单维性假设很难成立。因此，许多研究将单维性假设进行了合理的修改，认为轻度违反单维性假设但具有良好的稳定性也视为满足单维性假设，但"轻度违反"的程度需根据具体的研究来确定。

5．项目的特征曲线形式

项目反应理论认为被试对项目做出的反应能与被试的潜在特质间建立某种函数关系，而特征曲线就是该种函数关系的图像表现。之所以要研究项目的特征曲线，是由于项目反应理论的建立先假定了某种形式的项目特征曲线，然后再去寻找出满足相应曲线的函数形式。

三、项目反应理论的测量模型

根据项目的评分方式不同，项目反应理论的测量模型也不一致。二级评分项目的测量模型有单参数、双参数和三参数 logistic 模型，二级评分项目模型是目前较为成熟的模型。多级评分项目的测量模型主要有名义反应模型、等级反应模型和部分积分模型，多级评分项目也常常会转化为二级评分项目后进行模型分析。连续评分项目的测量模型通常被看作分数趋于无穷的多级项目评分。按照项目考察能力的维度，测量模型又分为单维项目反应模型和多维项目反应模型。以下重点介绍基于单维的三参数 logistic 模型和等级反应模型，以及多维项目反应模型。

1．单维三参数 logistic 模型

单维三参数 logistic 模型是目前最常用的，是从单参数模型和双参数模型发展而来的。单维三参数 logistic 模型适用于选择题和判断题等二级评分项目的处理。三参数 logistic 模型中的"三参数"是指区分度参数 a、难度参数 b 和猜测参数 c，模型公式中还包含受试者能力的估计值 θ 和正确概率 $P(\theta)$。难度参数 b 为曲线在拐点处的 θ 值。如果项目难度增大，则曲线向右边移动。区分度参数 a 决定了曲线在拐点处的斜率：区分度参数 a 越大，则曲线在拐点处越陡。猜测参数 c 是指完全凭机遇答对项目的概率，可以提高对被试能力的估计程度。

图 5-1 是三参数 logistic 模型的项目特征曲线图。图中横坐标 θ 表示受试者的能力估计值，纵坐标 $P(\theta)$ 表示能力为 θ 的人答对此题目的概率。下渐近线反映了低能力被试的作答正确概率为 c，上渐近线表示高能力被试作答的正确概率。猜测参数对作答正确概率的影响随着能力的增大而减小。

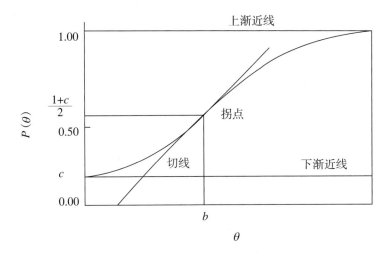

图 5-1　三参数 logistic 模型的项目特征曲线图

2. 等级反应模型

三参数 logistic 模型适用于选择题和判断题的处理，但是对于一些问答题或计算题等开放性的题目，无猜测参数，能力越高者得分越高，为多等级计分。这种情况下，则需等级反应模型来进行处理。

图 5-2 为等级反应模型的项目特征曲线图。各条曲线代表了不同能力被试在 0、1、2、3、4、5 分 6 个等级上的反应曲线。可以发现，在同一个等级上，不同的被试在该得分等级上的概率不同。最左边曲线表示，低能力者得到最低分的概率最大；最右边的曲线表示，高能力者得到满分的概率最大。

3. 多维项目反应模型

在实际测试的过程中，正确回答一条题目不仅仅需要单个维度的能力，往往需要多维度的知识才能正确解决。多维项目反应模型要求被试间作答的结果具有局部独立性，以及同一被试不同题目的作答结果也具有局部独立性。根据各维度的组合形式不同，将模型分为线性组合模型（补偿组合模型）和非补偿组合模型（部分补偿组合模型）两大类。

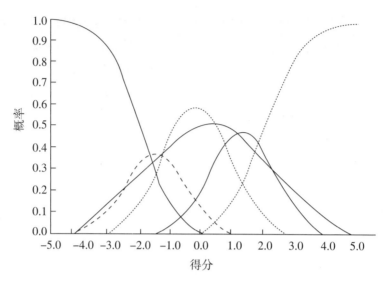

图 5-2　等级反应模型的项目特征曲线

（1）线性组合模型：线性组合模型是指各维度之间通过线性组合的形式来决定题目的作答反应结果。某个水平的不足可以通过其他维度的水平来补充。以下主要介绍"0 ～ 1 计分的多维双参数 logistic 补偿模型"。

图 5-3 是一个等概率曲线图。横纵坐标表示被测具有两个维度。每条直线表示两个不同的维度能力组合可以得到相同的项目反应率。如果把项目反应率这个变量加入，则变成图 5-4 的曲面图。

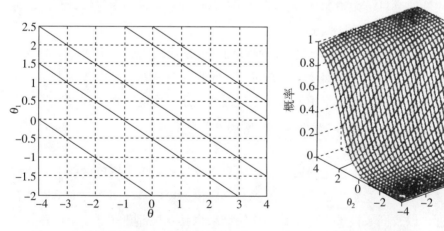

图 5-3　多维双参数 logistic 补偿模型等概率曲线图

图 5-4　多维双参数 logistic 补偿模型项目特征曲面图

（2）非补偿组合模型：在实际解答题目的过程中，某个维度能力很低，其他维度能力再高也无法解决该问题。研究者发现补偿组合模型并不适用于所有情形，因此提出了非补偿组合模型。以下主要介绍"0～1计分的多维双参数 logistic 非补偿组合模型"。

非补偿组合模型把被试在同一个题目上的不同维度能力分开来看，用单维模型处理后，最后的正确作答率由各维度的概率相乘得到。图 5-5 为一个二维项目的非补偿组合模型的项目正确作答反应概率图。由于存在猜测参数，曲面最下端概率大于 0，并且猜测参数对各维度的贡献一致。可以发现，只有当两个维度能力较强时，项目的作答反应率才较高。一个维度能力高而另一维度能力低时，项目的作答反应率仍然较低。

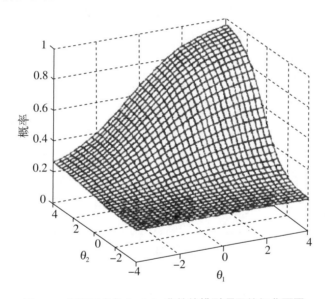

图 5-5　多维双参数 logistic 非补偿模型项目特征曲面图

四、项目反应理论的优缺点

1. 项目反应理论的优点

（1）对题项难度的估计不受被试样本的限制。

（2）对被试能力的估计不依赖于特定的测验题目。项目反应理论将被试能力和题项难度放在同一量尺上进行估计，无论测验的难易如何，被试能力估计值不变，不同的测验结果可直接比较。

（3）可发现靠猜测作答或表现异常的被试。

（4）具有分数等值处理的功能。

（5）具有测试的适应性功能，可用于计算机自适应测试。

（6）根据项目信息量的大小来选择对能力估计精度最有增益的项目，使测验达到预先规定的满意的精确度。对不同能力的被试实施不同测题，既提高了测量精确度，又缩短了测验长度。

2．项目反应理论的缺点

（1）由于项目反应理论的理论假设建立在较深奥的数学基础之上，所以理解上有一定的难度。

（2）模型假设要求严格，根据选取的模型不同分别有单维性假设和局部独立性假设的要求。目前使用最多的是1、0计分资料的单维模型，故造成其应用上的局限性。

（3）由于受到苛刻的假设限制，模型对样本量的要求大，否则精确度不高。

（4）模型的软件实现技术要求复杂，这些都使项目反应理论的实际应用受限。

综上所述，经典测验理论和项目反应理论都是建立在数学模型基础上的，都可将被试的反应和无法观察到的潜在特质联系起来，只是经典测验理论采用了线性确定性模型，而项目反应理论则使用了非线性概率模型。两者在数学推导上，真分数与潜在特征值是相互对应的，两个理论的项目参数具有密切关系，难度和区分度具有数理联系。在实际使用中，虽然经典测验理论有许多缺点，但是由于经典测验理论建立在较简单的数学模型之上，易于被人理解和接受，且计算简便、容易推广，对实施条件要求不严格，因此仍然在被广泛应用。项目反应理论的模型较难，但随着计算机技术的发展，近年来其发展速度很快，有后来居上的趋势。对于模型的选择，应该根据资料的特征和实际需求出发，选择适合的模型才是最重要的。

第三节　题项分析

题项分析是对问卷和量表的每一道题目进行分析，主要考察难度和区分度。在健康领域，健康素养的测评、健康知识的测评、医学人才选拔，以及医学教育结果的考核都涉及题项分析。本节分别介绍基于经典测验理论和项目反应理论的题项分析方法。

一、基于经典测验理论的题项分析

（一）基于经典测验理论的难度分析

难度是指测量试题的难易程度。

1．二分法计分客观题的难度计算

二分法计分的题项只有答对或答错两种情况，例如常用的判断对错题和单项选择题。

（1）原始定义法：$P=R/N$，其中 P 表示难度指标，N 表示参加测试的总人数，R 表示答对某道客观题的人数。

此法以能够正确回答试题的人数与参加测验的总人数的比，即"通过率"，作为难度指标。通过率越大，说明试题越简单。同时，由于允许被试猜测，这就使答对的比例增加了，进而使计算出来的难度系数增加，低估了难度。因而，可使用校正公式来计算，如下：

$$CP = \frac{KP-1}{K-1}$$

其中 K 代表测题中可供选择的答案总数。

这种方法的优点是比较简单，适用于小规模测试。缺点在于难度的指标是根据样本水平来确定参照点的，具有相对性，所反映的是项目的相对难度，而不是绝对难度。此 P 值易受到题项的编制技术以及受测者经验的影响，不够可靠。此法不适用于人数较多的大规模测试。

（2）极端分组法

具体步骤如下：

1）先根据测验总分的高低，按由高到低的顺序依次排列被试。

2）从得分最高的一份试卷开始依次向下选出全部被试的 27% 作为高分组，从得分最低的一份试卷开始依次向上选出全部被试的 27% 作为低分组。当测验总分分布符合正态分布时，高分组和低分组各占 27%；当分布较平坦时，此比例应高于 27%，一般介于 27%~33% 之间。

3）按计算公式计算难度：$P=(P_H + P_L)/2$，P_H 为高分组通过率，P_L 为低分组通过率。

这种方法容易受到高、低分组的标准的影响。

2．主观题的难度计算

对于简答题、论述题等题型，每个项目不止有答对和答错两种可能，而是从 0 分至满分之间。可采用平均数法计算，如下：

$$P = \frac{\bar{x}}{X_{max}}$$

其中 $\bar{x}$ 为全体被试的平均得分，$X_{\max}$ 为题目满分。

3．软件实现

采用通过率计算题项的难度，在任何统计软件中都非常容易实现。例如在 SPSS 软件中实现对二分法计分题目难度的分析，即分析题目选项的选择情况，选取正确选项的选择率作为题目的难度。具体操作为：下拉菜单"分析"（Analyze）—描述性统计（Descriptive statistics）—频数（Frequencies）。主观题则选择描述性统计中的"均值"，再手算难度系数。

（二）基于经典测验理论的区分度分析

1．区分度的概念

题目的区分度（discrimination）指测验对被试实际水平的区分程度和鉴别能力，常记为 D。区分度高的项目，能将不同水平的受测者区分开来，能力强、水平高的受测者得分高，能力弱、水平低的受测者得分低；区分度低的项目就没有很好的鉴别能力，水平高和水平低的受测者得分差不多。区分度的常用指标为 D，取值在 $-1 \sim 1$ 之间，小于 0 为负区分（消极区分），等于 0 为无区分，大于 0 为正区分（积极区分）；值越大，区分度越好。

2．区分度的计算

（1）鉴别指数法：鉴别指数法是最常用的方法。鉴别指数是指高分组和低分组在该题上通过率（得分率）的差异，也称为极端分组法。高分组与低分组的划分方式同难度计算。

$$D = P_{\mathrm{H}} - P_{\mathrm{L}}$$

D 为鉴别指数，P_{H} 和 P_{L} 分别代表高分组和低分组的通过率或得分率。如果是客观题，就采用通过率；如果是主观题，则采用得分率。测量学家伊贝尔认为：试题的区分度在 0.4 及以上表明此题的区分度很好；0.3 ~ 0.39 表明此题的区分度较好；0.2 ~ 0.29 表明此题的区分度不太好，需修改；0.19 及以下表明此题的区分度不好，应淘汰。

（2）相关系数法：在标准化的或大规模的测验中，多采用相关系数法分析试题的区分度。

由于测验总分属于连续变量，而测验题项多属二分法计分变量（对、错或通过、不通过），或者会人为把符合正态分布的测验总分划为及格与不及格等情况，所以用相关系数法计算区分度时，多采用点二列相关、二列相关、Φ 系数（列联表 phi 值和 Cramer's V 值）等方法计算相关系数。相关系数的计算方法在统计软件中属于最基本的操作，很方便实现。例如 SPSS 软件中通过下拉菜单实现"分析"（Analyze）—相关（Correlation）—双变量相关（Bivariate correlations）即可实现。相关系数越大，区分度越好。

（3）分数分组的统计实现：鉴别指数是考察区分度最常用的指标，其核心是高分组与低分组的划分。下面简要介绍在 SPSS 软件中，实现题目区分度的计算步骤。以下操作以数据库"量表 2.sav"为例。

1）计算问卷总分：下拉菜单"转换"（Transform）—"计算变量"（Compute），命名"目标变量"的名称，在对话框中选入各题项的得分变量并相加，即可生成一个总分的变量，例如 score（图 5-6）。程序执行后数据库就会生成一个新的变量 score。

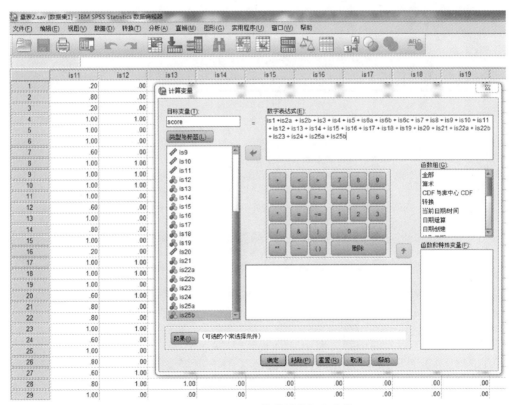

图 5-6 利用 SPSS 软件计算问卷总分

2）根据 score 这个总分变量找到从低往高数 27% 的分数（P_{27}）和 73% 的分数（P_{73}）（亦即从高往低数的前 27%），分别作为低分组和高分组的划分界值。具体操作为：下拉菜单"分析"（Analyze）—"描述统计"（Descriptive statistics）—"频率"

（Frequencies）—"统计量"（Statistics）—"百分位数"（Percentile）—"添加"（Add）27.0 和 73.0—"继续"（Continue）—"确定"（Ok）（图 5-7）。

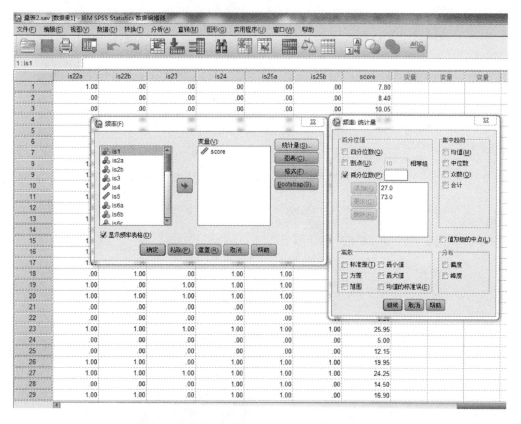

图 5-7　利用 SPSS 软件确定低分组和高分组界值

3）根据结果，可知高分组和低分组的划分界值分别为 12.75 分和 24.75 分。接着，定义高分组和低分组。具体操作为：下拉菜单"转换"（Transform）—"重新编码为其他变量"（Recode into different variables）—"输出变量命名"（Name output variables）—"旧值和新值"（Old and new variables）—"继续"（Continue）—"确定"（Ok）（图 5-8）。在旧值和新值定义中根据需要将从最低到 12.75 定义为第 1 组，从 24.75 到最高定义为第 3 组，其余为第 2 组；第 1 组就是低分组，第 3 组就是高分组。

4）最后，重复题目难度的计算步骤。分别计算低分组和高分组的通过率，两率之差则为题目的区分度。例如第一题 is1，高分组的答对率为 99.3%，低分组的答对率为 67.9%，两者相减得到此题的区分度 $D = 0.314$。

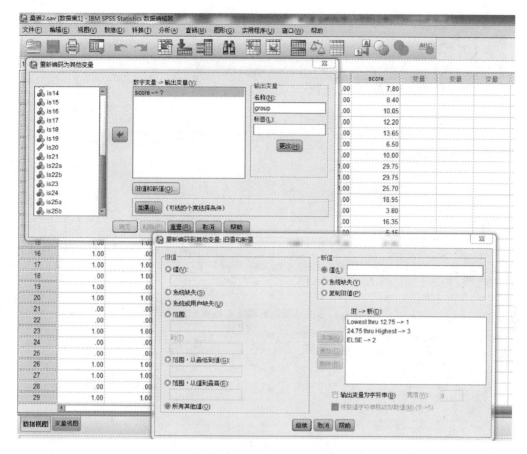

图 5-8　利用 SPSS 软件划分低分组和高分组

二、基于项目反应理论的题项分析

本部分采用数据库"量表 2-IRT.sav"来介绍利用项目反应理论的 Multilog 软件如何进行题项分析。Multilog 软件是项目反应理论的常用软件之一，可以处理二分类变量和等级变量。

1. 数据库准备工作

在数据库"量表 2-IRT.sav"中，包含 30 个条目：is1~is3，is6a~is6c、is12 ~ 19、is21 ~ is25b 为二分类计分，分值为 0 分（答错）或 4 分（答对）；is4、is5、is7 ~ is11 题为 5 等级计分，分值范围为 0 ~ 4 分；is20 题为 8 等级计分，分值范围为 0 ~ 7 分。样本量为 7019（如图 5-9）。

本例利用 SPSS 或 Excel 软件将问卷编号（ID）拆分为个位数字，以方便 Multilog 读取 ID。如图 5-10 所示，将 ID 拆分为 6 个变量。其余变量为量表中的

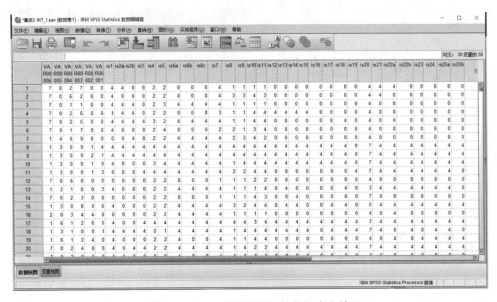

图 5-9 SPSS 软件所展示的数据库文件

	名称	类型	宽度	小数	标签	值	缺失	列	对齐	测量	角色
1	VAR00006	数值	1	0		无	无	8	靠右	名义(N)	输入
2	VAR00005	数值	1	0		无	无	8	靠右	名义(N)	输入
3	VAR00004	数值	1	0		无	无	8	靠右	名义(N)	输入
4	VAR00003	数值	1	0		无	无	8	靠右	名义(N)	输入
5	VAR00002	数值	1	0		无	无	8	靠右	名义(N)	输入
6	VAR00001	数值	1	0		无	无	8	靠右	名义(N)	输入
7	is1	数值	1	0		无	无	10	靠右	名义(N)	输入
8	is2a	数值	1	0		无	无	10	靠右	名义(N)	输入
9	is2b	数值	1	0		无	无	10	靠右	名义(N)	输入
10	is3	数值	1	0		无	无	10	靠右	名义(N)	输入
11	is4	数值	1	0		无	无	10	靠右	度量	输入
12	is5	数值	1	0		无	无	10	靠右	度量	输入
13	is6a	数值	1	0		无	无	10	靠右	名义(N)	输入
14	is6b	数值	1	0		无	无	10	靠右	名义(N)	输入
15	is6c	数值	1	0		无	无	10	靠右	名义(N)	输入
16	is7	数值	1	0		无	无	10	靠右	度量	输入
17	is8	数值	1	0		无	无	10	靠右	度量	输入
18	is9	数值	1	0		无	无	10	靠右	度量	输入
19	is10	数值	1	0		无	无	10	靠右	度量	输入
20	is11	数值	1	0		无	无	10	靠右	度量	输入
21	is12	数值	1	0		无	无	10	靠右	名义(N)	输入
22	is13	数值	1	0		无	无	10	靠右	名义(N)	输入
23	is14	数值	1	0		无	无	10	靠右	名义(N)	输入
24	is15	数值	1	0		无	无	10	靠右	名义(N)	输入
25	is16	数值	1	0		无	无	10	靠右	名义(N)	输入
26	is17	数值	1	0		无	无	10	靠右	名义(N)	输入
27	is18	数值	1	0		无	无	10	靠右	名义(N)	输入
28	is19	数值	1	0		无	无	10	靠右	名义(N)	输入
29	is20	数值	1	0		无	无	10	靠右	度量	输入
30	is21	数值	1	0		无	无	10	靠右	名义(N)	输入
31	is22a	数值	1	0		无	无	10	靠右	名义(N)	输入
32	is22b	数值	1	0		无	无	10	靠右	名义(N)	输入
33	is23	数值	1	0		无	无	10	靠右	名义(N)	输入
34	is24	数值	1	0		无	无	10	靠右	名义(N)	输入
35	is25a	数值	1	0		无	无	10	靠右	名义(N)	输入
36	is25b	数值	1	0		无	无	10	靠右	名义(N)	输入

图 5-10 利用 SPSS 软件为 Multilog 软件数据库做准备

30个条目，通过 SPSS 变量视图将变量宽度设置为1，分值小数点位数设为0，即保留整数。将文件另存为固定 ASCII 格式（.dat）。

打开 Multilog 软件，通过"File"—"New Analysts"导入数据，一般选择极大似然估计法（MML Item Parameter Estimation）；在"Folder"中选择语法文件保存位置；在"File"中进行命名，如 test，扩展名被软件自定义为 .MLG（如图5-11），点击"OK"按钮。

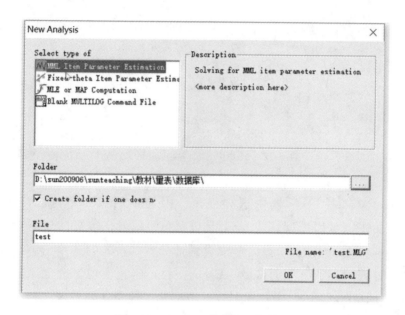

图 5-11　Multilog 软件导入数据库

在"Data file"中选择数据位置，打开固定格式（.dat）的数据文件；在"Data"输入数据导入语法，本例使用"（6A1，30A1）"（注意：此处只能使用英文输入法，否则会报错），表示先读取6列 ID 变量，再读取30列条目变量；数据类型选择"Individual Item Response"；在"Input Parameter"对话框中，依次设置参数，"Number of item"为量表条目值，"Number of examinee"为样本量，"Number of characters in ID field"为 ID 位数，如图5-12所示。

2．Multilog 软件进行题项分析

由于30道题中包含3道多选题，而单选题可作为多选题的特殊形式，为将所有题目纳入同一个模型，采用等级反应模型（graded response model，GRM）进行估计，应用边际极大似然估计法（MML item parameter estimation）对量表难度、区分度、信息函数峰值进行评价。

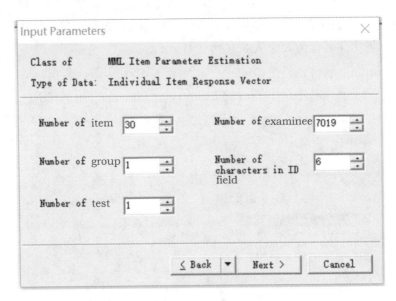

图 5-12　Multilog 软件读取数据文件

　　在"Test Model"对话框中选择模型。因为本例包含多选题，所以选择"Graded model"（等级模型），二分类计分题目可以看作等级计分的特例，可以一并处理。在"Test Items"对话框中设置计分方式，先勾选要"Use"（计入分析）的题项，点击"ALL"对应的"Use"空格可迅速实现勾选全部题项，然后在每题对应的"Category"中选择题项计分的分类数量。如果是二分类计分，在"Category"中保持系统默认的 2 不变；如果是 5 等级计分，则按向上的箭头选择5（图 5-13）。第 4 个和第 7 个"Items"分别对应"量表 2-IRT.sav"中的 is3 和 is6a，为二分类计分；第 5 个和第 6 个"Items"对应上述数据库中的 is4 和 is5，是 5 等级计分，因此"Category"改为 5。全部设置完成后点击"Next"。

　　在出现的"Response Code"对话框中输入量表中所有可能的计分结果，本例最高是 8 等级计分，故输入"01234567"。在"Category"中设置每个得分的等级，第一列是 0～7 共 8 个分值，其余各列从左向右依次是第 1 至第 30 个题项（图 5-14）。第 1 题（原始数据的 is1），0 分代表第 1 个等级，4 分代表第 2 个等级；第 5 题（原始数据的 is4），0～4 分分别对应第 1～5 个等级，以此类推。完成设置后，点击"Next"生成语法，点击"Finish"，语法可自动粘贴到操作界面（见图 5-15）。检查语法是否有错误，可以进行语句的修改。

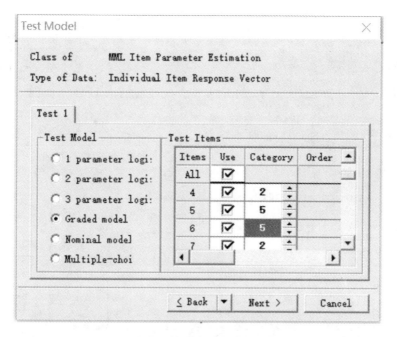

图 5-13 Multilog 软件的模型选择和题项分类

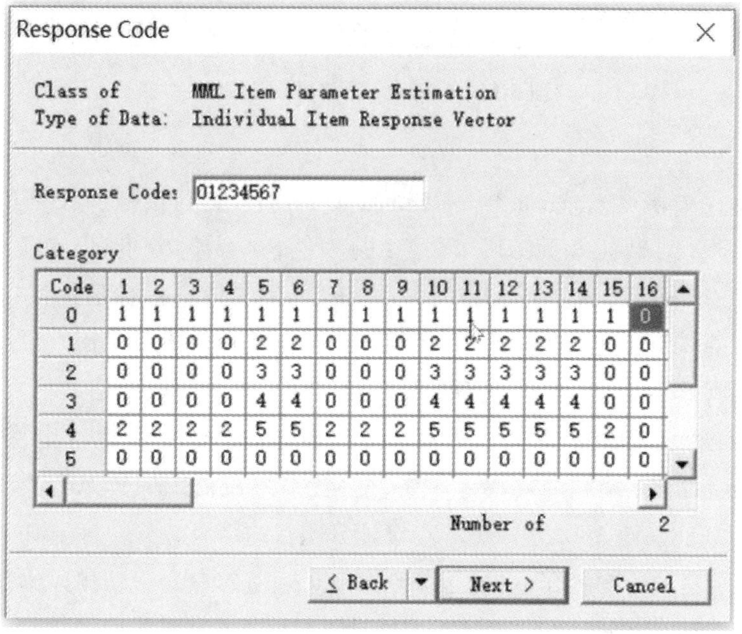

图 5-14 Multilog 软件计分方式定义

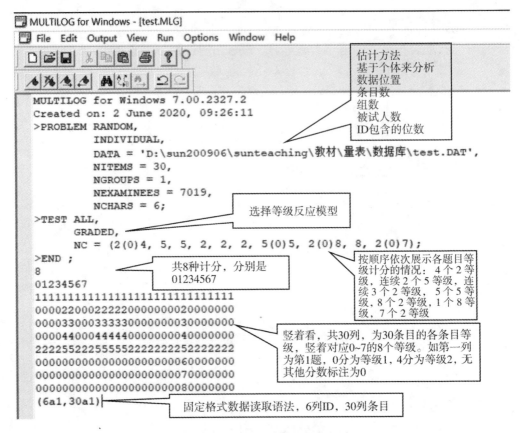

图 5-15　Multilog 语法界面及解读

在菜单栏中，点击"Run"—"Run test. MLG"运行语法。在菜单栏中点击"Output"查看结果（图 5-16），以第 1 题为例，A 为区分度（1.50），B 为难度（−1.69），Information 为 θ 在 −3.0 ~ 3.0 之间对应的信息函数值，其中最大值是该信息函数的峰值，此题为 0.559。信息函数是项目反应理论中用来说明一个测试或一道试题有效性的工具，它是直接反映测验分数对学生能力估计精确度的指标。信息函数值越大，这种估计就越精确。项目反应理论的结果也给出答对率指标，如本例计分为 2（正确）的人数为 6193，答对率为 88.23%，即从经典测验理论角度难度 P 为 0.88。图 5-17 是一道 5 等级计分题目的结果。

一般区分度的范围是 0 ~ 3，区分度大于 0.5 比较理想。难度的范围是 −3 ~ 3，小于 −2.5 为极低难度，−2.5 ~ −1.5 为低难度，−1.5 ~ 1.5 为中等难度。信息函数峰值在 0.2 以上比较好。一般区分度 < 0.5 和信息函数峰值 < 0.2 的条目可以考虑删除。

```
ITEM    1:       2 GRADED CATEGORIES
        P(#) ESTIMATE (S.E.)
A        1     1.50   (0.07)
B( 1)    2    -1.69   (0.06)

@THETA:      INFORMATION:   (Theta values increase in steps of 0.2)
-3.0 - -1.6  0.241 0.299 0.363 0.427 0.486 0.532 0.558 0.559
-1.4 -  0.0  0.537 0.493 0.436 0.372 0.308 0.249 0.197 0.154
 0.2 -  1.6  0.119 0.090 0.069 0.052 0.039 0.029 0.022 0.016
 1.8 -  3.0  0.012 0.009 0.007 0.005 0.004 0.003 0.002

OBSERVED AND EXPECTED COUNTS/PROPORTIONS IN
CATEGORY(K):   1      2
OBS. FREQ.    826   6193
OBS. PROP.  0.1177 0.8823
EXP. PROP.  0.1350 0.8650
```

图 5-16　Multilog 软件输出的 2 等级计分项目结果

```
ITEM    6:       5 GRADED CATEGORIES
        P(#) ESTIMATE (S.E.)
A       14     1.42   (0.04)
B( 1)   15    -2.67   (0.09)
B( 2)   16    -2.15   (0.07)
B( 3)   17    -0.22   (0.03)
B( 4)   18     0.57   (0.03)

@THETA:      INFORMATION:   (Theta values increase in steps of 0.2)
-3.0 - -1.6  0.508 0.549 0.577 0.591 0.592 0.582 0.565 0.548
-1.4 -  0.0  0.534 0.528 0.532 0.545 0.563 0.581 0.596 0.604
 0.2 -  1.6  0.603 0.591 0.566 0.530 0.483 0.429 0.370 0.312
 1.8 -  3.0  0.257 0.208 0.166 0.130 0.101 0.078 0.060

OBSERVED AND EXPECTED COUNTS/PROPORTIONS IN
CATEGORY(K):   1      2      3      4      5
OBS. FREQ.    288    268   2426   1342   2695
OBS. PROP.  0.0410 0.0382 0.3456 0.1912 0.3840
EXP. PROP.  0.0487 0.0396 0.3561 0.1994 0.3563
```

图 5-17　Multilog 软件输出的 5 等级计分项目结果

此外，点击"Run"—"Plot"，可以得到项目特征曲线、信息函数曲线等图。

3．项目特征曲线与信息函数曲线

项目反应理论的特点之一就是以概率函数的形式来描述被试在各个项目上的实际作答反应结果，经数学模型的运算，统一估计出被试的能力水平，以及项目的难度、区分度等参数。而描述被试能力水平、项目参数与项目作答结果之间关系的数学模型称为项目特征函数，以图形表示即为项目特征曲线（item characteristic curve，ICC）。

正常的单选题 ICC 应当为被试能力值越高，答对该题的概率越大，即 ICC 呈单调上升形态，例如"Output"结果中第 2 题（原始题目 is2a）的 ICC 见图 5-18。图中横坐标代表被试能力值，纵坐标代表答对该题的概率。多选题 ICC 为每一得分等级为一条曲线，随得分从低到高，曲线形态由单调递减转为单调递增，例如第 6 题（原始题目 is5）的 ICC 见图 5-19。

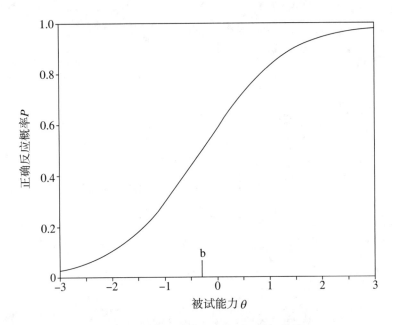

图 5-18 2 等级计分题目的项目特征曲线

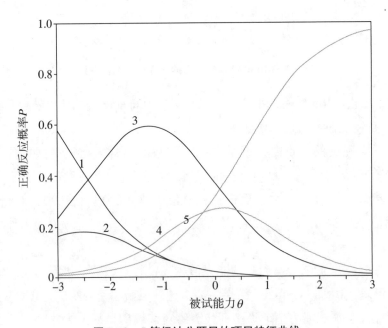

图 5-19 5 等级计分题目的项目特征曲线

　　Multilog 软件的绘图中也提供每个项目（题项）和整个测验的信息函数曲线。项目信息函数反映了题项在评价被试特质水平时的信息贡献关系，题项提供的信息量越大，表明题项越有效。图 5-20 为第 1 题的信息函数曲线。测验信息函数是题项信息函数的累加和，值越大，测验越精确。图 5-21 为整个测验（全部 30 题）的信息函数曲线。

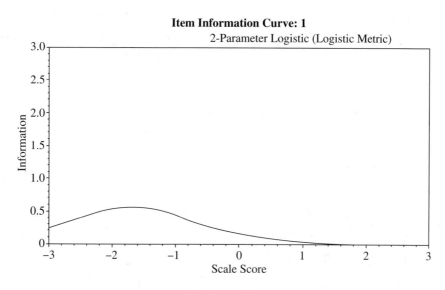

图 5-20　示例中第 1 题的信息函数曲线

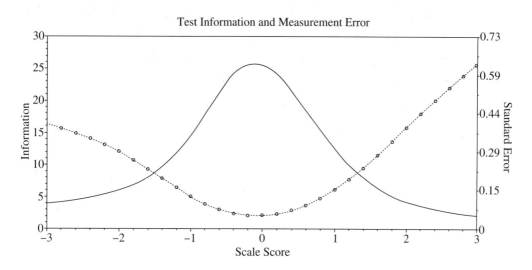

图 5-21　示例中整个测验的信息函数曲线

注：实线为测验信息函数曲线，纵轴在左边；虚线为误差曲线，纵轴在右边。

第六章　信　度

调查问卷的信度分析是研究过程中必不可少的环节。在本书的第四章我们介绍了误差及其来源，在第五章我们介绍了真分数模型，本章要学习的信度就是要估计出在测量中随机误差的影响有多大，随机误差对真值的影响越小，测量越可靠。本章介绍基于经典测验理论观点下的信度估计及影响因素和提高信度的途径。

第一节　信度的概述

一、信度的定义

信度（reliability），即可靠性（dependability），指的是采取同样的方法对同一对象重复进行测量时，其所得结果相一致的程度；或者说，信度是指测量结果的一致性或稳定性。一个好的测验必须是稳定可靠的，多次使用所获得的结果的差别极小，也就是说测量的结果不会因为测量时间、测量者的不同而不同。例如，日常生活中，标准的钢尺用来测量长度，其结果是稳定可靠的，只要是按照正规的操作方法，测量结果不会因为季节或温度不同、测量的人不同而产生很大的差异，即便有差异，也在可接受的范围内。而如果用有弹性的橡皮筋测长度，其结果则是很不可靠的，每次测量结果都会差别很大而缺乏一致性。

二、信度的数学表达

在经典测验理论中，信度是指测验的实测值与真值的相差程度，反映测验结果受到随机误差影响的程度。也就是当实测分数由真分数和误差分数两部分组成（$X=T+E$）时，真分数所占的比例，这个比例越高，意味着随机误差越小，信度越高，反映多次测量结果间的一致性、稳定性越高。

由于真分数、随机误差都是不能直接测量的，因此需要基于人群的测量数据来推导。在实际测量的数据中，我们转化为变异导致的方差来考虑，即：

$$S_T^2 = S_X^2 - S_E^2$$

S_T^2 代表真分数的变异，即真值方差；S_X^2 代表总变异，即实际测量值方差；S_E^2 代表随机误差的变异。

信度的大小用信度系数 r 来表示，范围在 $0 \sim 1$ 之间。r 在理论上可表示为真值方差与测量值方差的比值，意义为真值变异在实测值总变异中所占的比例。r 的计算公式如下：

$$r_{XX} = \frac{S_T^2}{S_X^2} = \frac{S_X^2 - S_E^2}{S_X^2} = 1 - \frac{S_E^2}{S_X^2}$$

有两点需要注意：第一，信度指的是一组测验分数或一列测量的特性，而不是个人分数的特性；第二，真分数的变异数是不能直接测量的，因此信度是一个理论上构想的概念，只能根据一组实测分数做出估计。信度涉及的主要问题是对测验分数意义的概化能力，即从一次测量来推论总体能达到何种正确程度。

三、对信度的要求

信度是评价一个测量工具质量优劣的重要指标，只有信度达到一定要求的测量工具才可以考虑使用。一般能力与学习成绩测验的信度系数在 0.90 以上，人格测验的信度系数通常在 0.80 以上，因为这些测验所测量的特质相对稳定。一般而言，当一个测验 $r_{XX} < 0.70$ 时，不能用这个测验对个人做评价，也不能在团体间做比较；当 $r_{XX} \geq 0.70$ 时，可用于团体间比较；当 $r_{XX} \geq 0.85$ 时，可用于鉴别个人。上述标准主要来自于心理学和教育学对信度的要求，鉴于健康相关社会科学的复杂性以及通常测量题项数量有限，对问卷的信度要求可以适当降低，一般认为 r_{XX} 达到 0.60 及以上是可以接受的。

第二节　信度的估计方法

大部分的信度指标都以相关系数表示，即用同一被试样本所得的两组资料的相关系数作为测量一致性的指标，称作信度系数（r_{XX}）。需要注意的是，判定某测验是否可靠时，必须依据该测验施测的具体情境，以及其测验结果是否能够经过多次证实来判定；一个测验可以有多个信度估计，所以在实际测验时要注意选择。

由于测验的误差来源是多种多样的，所以信度的估计方法也有多种。本节介绍重测信度、复本信度、分半信度、同质性信度和评分者信度。

一、重测信度

1. 重测信度的本质和估计方法

重测信度（test-retest reliability）是指不同的时间内，采用同一调查问卷前后两次施测同一组被试者得分的一致性程度，其目的是考察测量工具在时间上的稳定性。若两次测量结果的一致性较高，则证明该问卷的重测信度较好。

（1）适用于连续变量的重测信度估计方法：当评价的变量为连续变量时，应用两次测量所得分数的皮尔逊（Pearson）积差相关系数，对重测信度进行评估。计算公式如下：

$$r_{XX} = \frac{\sum (X_1 - \overline{X}_1)(X_2 - \overline{X}_2)}{\sqrt{\sum (X_1 - \overline{X}_1)^2 \sum (X_2 - \overline{X}_2)^2}}$$

其中 X_1 为第一次测量值，X_2 为第二次测量值；$\overline{X}_1$ 为第一次测量的平均值，$\overline{X}_2$ 为第二次测量的平均值。

积差相关系数可以根据上述公式来计算，也可以利用统计软件的双变量相关来计算，在此不赘述。

（2）适用于分类变量的重测信度估计方法：当变量为分类变量时，评估重测信度的指标为 Kappa 系数（K）。

$$K = \frac{P_0 - P_e}{1 - P_e}$$

其中 P_0 为观测一致率，P_e 为期望一致率。

一般来说，当 Kappa 系数大于 0.75 时，可认为该问卷的重测信度很好；当 Kappa 系数在 0.4 ~ 0.75 之间时，表示重测信度较好；Kappa 系数低于 0.4 则表明重测信度很差。当问卷的 Kappa 系数低于 0.4 时，应考虑修改问卷或删除某些条目的问题。

（3）定量资料和分类资料均可用的组内相关系数：组内相关系数（intraclass correlation coefficient，ICC）可以用来评价重测信度，而且既可评价定量资料，也可评价分类资料。ICC 等于个体的变异度除以总的变异度，故其值介于 0 ~ 1 之间。

ICC 的计算公式：

$$\text{ICC} = \frac{\sum (X_1 - \overline{X})(X_2 - \overline{X})}{(n-1)S_X^2}$$

其中 X_1 是第一次测量值，X_2 是第二次测量值；$\overline{X}$ 是所有样本两次测量结果合并后的均值，S_X^2 是所有样本两次测量结果合并后的方差，n 是人数。

ICC 公式与皮尔逊积差相关系数最大的不同在于 ICC 所使用的均值和标准差是两次测量合并后的。

ICC 也可以利用单因素方差分析的结果来计算，这样更容易算得。计算公式如下：

$$ICC = \frac{MS_{区组} - MS_{误差}}{MS_{区组} + (k-1)MS_{误差} + k\dfrac{(MS_{处理} - MS_{误差})}{n}}$$

其中 $MS_{区组}$ 为随机区组间的均方，在重测信度计算中可以理解为被测量者间的方差；$MS_{处理}$ 为不同处理间的均方，在重测信度计算中可以理解为重测次数间的方差；$MS_{误差}$ 为误差的均方；k 为处理组数，在这里即重复测量的次数；n 为被测量者的人数。

当 ICC 大于 0.75 时，表示重测信度良好；当 ICC 在 0.6 ~ 0.75 之间时，表示重测信度较好。

2. 重测信度应用的注意事项

（1）重测信度特别适用于测定稳定的心理特性或者事实性问题。例如个人一般信息即性别、出生年月等在两次施测中不应有任何差异，大多数被调查者的兴趣、爱好、习惯等在短时间内也不会有十分明显的变化。知识性题目、学业成绩由于在时间上很不稳定，因此重测信度的估计不适用。

（2）两次施测的间隔是很重要的因素。如果间隔过短，前后两次测验结果易受到练习和记忆的影响，第一次测验完成后，被试会对问卷产生"记忆效应"而影响第二次的填答，从而高估稳定性；如果时间间隔太长，被试的身心因受环境影响可能发生大的变化，从而对第二次施测结果产生较大影响，使稳定性系数降低。最适宜的时间间距根据测验的目的、内容和被试的特点而定，一般间隔以 2 ~ 4 周为宜，最长不要超过 6 个月。例如对于年幼的儿童，时间间隔应比年纪大的人短，因为个体早期的身心特征变化较大，而成年人的身心特征则相对稳定。

二、复本信度

1. 复本信度的本质和估计方法

复本信度（alternate-form reliability）是让被调查者同一时间或先后填答两份问卷后两次结果的相关系数，它反映了测验内容上的等值性。复本调查时可得到等值系数、稳定系数。复本信度越高表明问卷调查结果的一致性越强。计算公式如下：

$$r_{xx} = \frac{2r_h}{1 + r_h}$$

其中 r_h 为两部分之间的相关系数。

2．复本信度的应用条件

施测所用的两个复本必须是真正平行的测验，满足以下条件：①两份测验测量的是同一种特性；②两份测验具有相同的内容和形式；③两份测验的题目不应重复；④两份测验题目数量相等，难度和区分度大体相同；⑤两份测验的分数分布（平均数和标准差）大致相等。

3．复本信度应用的注意事项

（1）复本信度最接近于平行测验，两个平行测验的问卷在形式、内容、难度和题项的提问方向上尽可能保持高度一致，仅在表达方式上略有区别。但实际问卷调查中很难达到真正可相互替代的问卷设计，对许多测验来说，建立复本是十分困难的。

（2）两次测验的时间间隔要适当。若太短，由于测验太相似，被试可能厌倦；若太长，可能又会因新的学习而产生干扰。理论上讲，两个复本应几乎在同一时间实施，这时的相关系数所反映的才是不同复本间的关系而未掺杂时间的影响，但是很难做到。

（3）由于第二个测验只改变了题目的具体内容，已经掌握的解题原则和技巧可以很容易地迁移到同类问题上。

三、分半信度

1．分半信度的本质和估计方法

分半信度（split-half reliability）是指将一个测验分成对等的两半后，所有被试在这两半上所得分数的一致程度。

要计算分半信度，首先是确定如何将测验分半，以便得到最接近的可比较的两半。通常采用奇偶分半法，也可以采用随机分配法。

分半信度的估计方法为，当两半测验分数的方差相等时，计算两半测验分数的皮尔逊积差相关系数，然后用斯皮尔曼 - 布朗公式校正。斯皮尔曼 - 布朗公式如下：

$$r_{XX} = \frac{2r_k}{1 + r_k}$$

r_k 为两半测验分数的相关系数。

当两半测验分数的方差不等时，使用弗朗那根（Flanagan）公式计算：

$$r_{\text{Flanagan}} = 2 \times \left(1 - \frac{S_a^2 + S_b^2}{S_{a+b}^2}\right)$$

其中 S_a^2 为前半部分测验的方差，S_b^2 为后半部分测验的方差，S_{a+b}^2 为整个问卷的方差。

2．分半信度应用的注意事项

（1）在使用分半信度时，最大的挑战在于将一个测验分成对等的两半。在一些测验中，前面一半的题目会和后面的难度不一样，因此无法对题目进行合理的分半，即便是采用奇偶分半法也会有不足。如果遇到有牵连的项目或一组解决同一问题的项目时，这些项目应放在同一半，否则将高估信度的值。当试卷中有任选题时，不宜使用分半法。

（2）分半信度的估计值数值不唯一。由于将一个测验分成两半的方法很多（如按题号的奇偶性分半，或按题目的难度分半，或按题目的内容分半等），所以，同一个测验通常会有很多个分半信度值。

（3）采用分半信度来估计测验的信度，信度值往往较高。分半信度的误差主要来源是题目本身，而时间因素并不对分半信度产生影响，所以这种方法所得到的信度往往较高。如果出现信度值较低的情况，很可能是由于测验两半之间题目内容取样的不同造成的。

（4）分半信度不适用于速度测验。速度测验是一种由简单题目组成的，只要时间允许所有人都能做出所有题目的测验。在这种纯速度测验中，奇偶数题的相关程度很高，但这只是一种假象。因为所有做过的题基本上都能够做对，所以个体完成的奇偶数题的得分则会相等。

四、同质性信度

1．同质性信度的本质

同质性（homogeneity）信度指的是测验内容的一致性或测验内部所有题目的一致性程度，又称内部一致性（internal consistency）信度。同质性信度是在分半信度评价方法的基础上，对测验一致性的一个更加精确的估计。

2. 同质性信度的估计方法

计算同质性信度的方法有库德 - 理查森（Kuder-Richardson）公式法和克伦巴赫（Cronbach）公式法。

（1）Kuder-Richardson 公式：该公式仅适用于（0，1）计分的测验。

1）K-R$_{20}$ 公式：$r_{kk} = [K/(K-1)] [(S_X^2 - \sum p_i q_i) / S_X^2]$

式中 K 表示整个测验的题数，p_i 为题目通过率，q_i 为题目未通过率，S_X^2 表示测验总分的变异数（方差）。

2）K-R$_{21}$ 公式：$r_{kk} = [K/(K-1)] [(S_X^2 - K \cdot p_i q_i) / S_X^2]$

式中 K 表示整个测验的题数，p_i 为题目的平均通过率，q_i 为 $1-p_i$。

K-R$_{21}$ 公式计算较为简单，所求得的信度系数有低估的倾向，当题目难度相差大时偏差更大，因此仅适用于各题目难度相当的情况。

（2）Cronbach 公式法：Cronbach 公式法，也称 α 系数法，适用于（0，1）计分、等级计分、连续计分的所有情况，因此是目前最常用的考察内部一致性信度的方法。而 K-R$_{20}$ 和 K-R$_{21}$ 可以理解为是 α 系数法的特例。α 系数法计算公式如下：

$$\alpha = \frac{k}{k-1} \left(1 - \frac{\sum_{i=1}^{k} S_i^2}{S_X^2}\right)$$

其中 k 为问卷包含的条目数，S_i^2 为被调查者在第 i 题得分的方差，S_X^2 为问卷测验总得分的方差。

Cronbach α 系数在 0.8 以上则反映量表（问卷）的内部一致性良好，α 系数在 0.6 ~ 0.8 之间时表示内部一致性较好，α 系数低于 0.6 则表示内部一致性较差。

调查问卷中如果含有多个维度的亚量表，应分别计算每个亚量表的内部一致性信度以及整个问卷的 α 系数。

五、评分者信度

1. 评分者信度的本质及其适用条件

评分者信度（scorer reliability）是指多个评分者对同一批人或资料进行评分所得的结果的一致性程度。

前文各种信度的估计方法都是针对以客观题为主的结构问卷在施测中的随机误差的，而在第四章中我们介绍了很多误差的来源，其中很重要的一方面是测量者。评分者信度就是用来估计不同评分者所致误差的方法。在实际调查中，我们如果使用定性访谈的方法，在对回答者的叙述进行编码时，一个很重要的问题就是编码员之间的一致性；在采用德尔菲专家咨询法时，不同专家对同一问题的看法逐步趋同的过程，实际上就是逐渐达成一致性的过程；在医学考试的测评中，简答题、问答题、案例分析题等主观题的得分，也涉及不同阅卷人的评分标准是否一致的问题；在临床心理测评中，不同医生间的评判结果可能会有不同。在这些情形中，都需要考虑评分者信度。

2．评分者信度的估计

（1）适用于两位评分者且评分为连续变量的积差相关系数：如果只有两位评分者且评分为连续变量，计算其评分的积差相关系数，即得评分者信度。一般要求在成对的受过训练的评分者之间，平均一致性达到 0.90 以上，才认为评分是客观的。

（2）适用于 3 位及以上评分者且采用等级计分的肯德尔和谐系数：如果评分者在 3 人及以上而且采用等级计分，可以采用肯德尔和谐系数来确定评分者信度。肯德尔和谐系数计算公式如下：

$$W = \frac{\sum R_z^2 - \frac{(\sum R_z)^2}{N}}{\frac{K^2(N^3-N)}{12}}$$

其中 K 为评分人数，N 为被评分人数，R_z 为 K 个评分人给被评分者的评分之和。

使用统计软件来计算肯德尔和谐系数更加方便，也很容易。点击 SPSS 软件下拉菜单中"分析"（Analyze）—"非参数检验"（Nonparametric Tests）—"K 组相关样本"（K Related Samples），将需要进行评分者信度分析的所有变量移入"检验变量"（Test Variables）中，在检验类型（Test Type）中选择"Kendall's W"选项，点击"确定"（OK）即可。

（3）组内相关系数：与前文利用组内相关系数评价重测信度相似，组内相关系数也可以用来评价评分者信度，而且适用于等级评分和连续评分。在重测信度中，把重复次数看作处理因素，在评分者信度中，把不同评分者看作处理因素，其他统计量的含义均相同。

应注意的是，在评价评分者信度时，理论上应保证不同观察者完全独立地对研究对象进行评价，这点在实际工作中很难做到。

六、各种信度估计方法总结

1．对信度估计的理解

（1）在不同情况下，对不同样本采用不同方法会得到不同的信度系数，因此一个测验可能不止一个信度系数。

（2）信度系数只是对测量分数不一致程度的估计，并没有指出不一致的原因。

（3）获得较高的信度系数并不是测量追求的最终目的，它只是迈向目标的一步，是使测验稳定的一个必要条件。

2．不同信度估计方法总结（表6-1）

表6-1　不同信度估计方法的对比

类型	估计方法	考察的误差来源	适用范围	注意事项
外在信度	重测信度	跨时间的一致性	• 适用于异质性调查，尤其是几个不同部分间无相关性或相关性较低时 • 适用于速度问卷的调查，不适用于难度问卷的调查 • 适用于事实性问卷或不易受环境影响的态度、意见式问卷	• 应说明时间间隔 • 首次和再调查时间的间隔长短取决于调查的性质、调查题目的类型和数量、被调查者的特点以及外在环境因素 • 评估时，需要考虑人群特征
	复本信度	跨形式的一致性	• 适用于追踪调查、速度问卷调查以及难度问卷调查	• 应说明时间间隔 • 复本信度分析中出现负相关时，问卷调查的可靠性将被质疑
	评分者信度	跨评分者的一致性	• 适用于综合评价评分员间的总体一致程度，同时也要具体研究个别评分员评分数据的特征	• 尽量先排除调查问卷、调查对象、环境因素以及其他偶然因素等的干扰
内在信度	分半信度	两个分半测验的一致性	• 常在问卷题目较多时使用 • 适用于难度问卷的调查，不适用于速度问卷 • 适用于调查态度、意见式问卷，不适用于事实性问卷 • 适用于不止包含一个因素的调查	• 如何将调查问卷分为对等的两半 • 问卷分为对等的两半时，要确保两个分半测验的分数有相同的平均数和标准差
	同质性信度	跨项目的一致性	• 适用于态度、意见式问卷的信度分析	• 问卷内容包括几个领域时，应分别估算 α 系数，否则导致整个问卷的内部一致性信度被低估

第三节　信度的影响因素及提高途径

一、信度的主要影响因素

1．被试者的特征

一个样本的个体间的异质程度越高，信度系数往往越高。因此，个体间差异较大的情况下，测验比较可靠；个体间差异很小的情况下，测验则不太可靠。同一被试者的特征也可能发生变化，变化可分为实际发生的变化及随机变化两类，随机变化在所有信度调查中均可发生。

2．调查的样本量

在其他条件相同的情况下，样本量越大，评估获得的信度往往越高。样本量直接关系到抽样估计的精确度，样本量偏小时，易发生样本偏差，导致信度系数过低或过高。

3．测验试题的特征

（1）测试题目数量：Cronbach α 系数与调查问卷设计的题目数量密切相关。对于同一概念的测量，题项数量多时往往比题项数量少时获得的信度高。

（2）题目的难度分布：调查问卷中的各个题目均应具有较好的代表性，忌应答的猜测性。要尽量调整问卷题目或应答方式，将难度控制在中等水平，使区间落在较低或较高两端的比例较少，尽可能地接近正态分布，可有效提高信度。测验太难或太易均难以测出个体差异，从而降低信度。

（3）题目的得分范围：在问卷分析中，如果将分组水平不同的被测者的得分合并以扩大得分范围，会增大问卷的信度。因为量表得分的总变异是由两部分组成的，即真实值变异和误差变异，当合并不同分组水平的得分后，总变异增大，但随机变异不增加或变化度很小，此时，真实值变异占总变异的比例就会增大，因此信度会提高。这种方法虽然能使问卷（量表）的信度提高，但是在一些情况下是不宜使用的。

（4）被测者的得分范围：良好的量表测试结果应保证被测者得分较为稳定、平均，避免出现大多数被测者得分接近最高分或最低分的情况。如果出现这种情况，应调整量表条目，修订条目的应答方式，从而提高信度。

4．评分者因素

受评分者因素影响最大的是评分者信度。如果评分者没有一个统一的测评方案和测评标准，没有在施测前接受培训，将极大地降低评分者信度。

二、提高信度的办法

1．适当增加题项的数量

对一个测验来说，测验的题目越少，得分越容易受偶然因素的影响，故测验的信度越低。反之，如果测验题目较多，即测验长度延长，扩大了被试得分范围，可在一定程度上排除偶然因素的影响，从而提高测验信度。但是测验长度的增加并不会等比例提高信度系数。当信度系数较小时，延长测验长度后信度系数增加较大；当信度系数已经较大时，延长测验长度对信度系数的影响就较小了。而且，在延长测验长度时，还需考虑其他因素的影响，如被试在回答问题时是否疲倦或产生厌烦情绪，是否节省时间、物力和财力等。

2．测验的难度要适中，区分度尽可能大

当测验难度太大时，被试得分普遍较低，呈负偏态分布；当测验难度太小时，被试得分普遍较高，呈正偏态分布。太难或太易的测验都使被试得分差异减小，使实得分数方差减小，从而降低测验信度。太难或太易的题都会降低题目区分度，从而降低信度。测量态度的题目的区分度可以通过措辞来改变，例如在同样使用李克特 5 档计分方式（1= 非常不符合，2= 不太符合，3= 中立，4= 比较符合，5= 非常符合）的情况下，"我了解吸烟的危害"和"我了解吸烟的所有危害"由于表述不同，前者导致回答正偏态的可能性比后者要大。

3．测验的内容尽量同质

对于某个概念的操作化测量，所出题目要具有相同或相近的内涵，不同质的题目其内部一致性信度不可能高。

4．测验的时间要充分

对某一测验而言，应保证绝大多数被试在规定时间内完成测验；否则，如果被试不能从容回答所有问题，就不能反映被试的真实水平。

5．测验的程序要统一

包括测验的题目统一，并且指导语、回答问题的方式、分收试卷的方法、测验时间等都要统一。

6．选取恰当的被试人群

由于被试人群的平均水平和内部差异情况都会影响测验的信度，所以一方面在编制问卷时就要考虑被试的年龄、文化程度等特征，另一方面在进行预调查选择被试的时候也要尽可能接近总体的特征。

7．评分要客观

评分是否客观对评定者信度有直接的影响。对于客观性题目，评分标准明确，评分容易做到客观；但对于主观性题目，受评分者影响较大，不易做到客观。为了尽可能客观评分，应制定明确而易掌握的评分标准，尽量做到一卷多评或一人只评一题等。应该在正式评分之前对评分者进行培训，训练结果达到较高的一致性时再进行正式的测评。

第四节 同质性信度分析的软件实现

信度的诸多估计方法均利用基本的统计知识即可完成，如重测信度、复本信度、评分者信度，这些信度分析可以依靠统计软件来完成，甚至在样本量不大的情况下可以人工手动计算得到。而同质性信度最常用，在分析中也有一些特殊性，故本节主要介绍如何用 SPSS 软件来分析同质性信度。

一、示例问卷

问卷依据健康行为学的理论——健康信念模式来设计。健康信念模式主要包含感知到疾病的易感性、感知到疾病的严重性、感知到采纳行为的益处、感知到采纳行为的障碍、自我效能（个体执行行为的自信心）、提示因素（诱发行为发生的因素）及社会人口学因素等。基于该模式设计的高血压患者服药依从行为问卷包含的问题见表 6-2。

表 6-2 基于健康信念模式设计高血压患者服药依从行为问卷

以下说法在多大程度上符合您的想法？	完全符合	部分符合	中立	不太符合	完全不符合
C10D. 我会留意一些关于如何服用降压药的信息	①	②	③	④	⑤
C11A. 在确诊之前，我就觉得我很有可能患高血压	①	②	③	④	⑤
C11B. 我觉得我比一般人更容易患高血压	①	②	③	④	⑤
C11C. 如果患上高血压，会出现头晕等症状	①	②	③	④	⑤
C11D. 如果患上高血压，可能会发生中风 [a]	①	②	③	④	⑤
C11E. 高血压患者如果血压控制不好，会导致多种并发症	①	②	③	④	⑤
C12A. 吃降压药可以控制血压	①	②	③	④	⑤
C12B. 吃降压药可以降低发生中风的风险 [a]	①	②	③	④	⑤

续表

以下说法在多大程度上符合您的想法？	完全符合	部分符合	中立	不太符合	完全不符合
C12C. 吃降压药可以改善头晕等症状	①	②	③	④	⑤
C12D. 医生建议我吃降压药	①	②	③	④	⑤
C12E. 家人和朋友建议我吃降压药	①	②	③	④	⑤
C12F. 身边的高血压患者建议我吃降压药	①	②	③	④	⑤
C12G. 我担心吃降压药会有副作用	①	②	③	④	⑤
C12H. 我觉得降压药的吃药方式太复杂	①	②	③	④	⑤
C12I. 高血压药物的报销比例太低	①	②	③	④	⑤
C12J. 降压药太贵	①	②	③	④	⑤
C12K. 我觉得我一定能够按医生的要求规律服药	①	②	③	④	⑤
C12L. 我觉得我绝对不会忘记按时服药	①	②	③	④	⑤
C12M. 即使血压连续一段时间正常，我也一定会坚持服药	①	②	③	④	⑤

a. 中风，即卒中。问卷中采用"中风"的问法，旨在使用通俗语言。

二、同质性信度分析在 SPSS 软件中的实现

1. Cronbach α 系数法的具体步骤

（1）下拉菜单："分析"（Analyze）—"度量"（Scale）—"可靠性分析"（Reliability Analysis）。

（2）将需要计算信度的所有题目选至"项目"（Items）选项—选择"模型"（Model）下拉框中的"α"（Alpha）选项—点击"统计量"（Statistics）（图 6-1）。

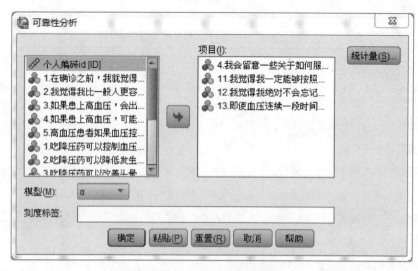

图 6-1　SPSS 软件的可靠性分析窗口

（3）选择"统计量"（Statistics）对话框—选中"如果项已删除则进行度量"（Scale if item deleted）选项—点击"继续"（Continue）—点击上一窗口"确定"（OK）（图6-2）。

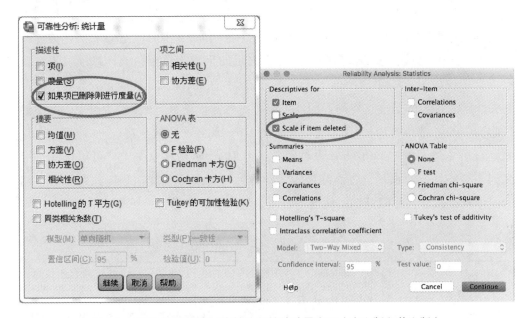

图 6-2 SPSS 软件量表可靠性分析的统计量窗口（中文版和英文版）

注：选项"如果项已删除则进行度量"的英文对应的是"Scale if item deleted"，中文翻译不够精准，其内涵是"如果这个题项被删除，则量表（的 α 系数将会发生的变化）"。

2．SPSS 软件中量表可靠性分析结果的解读与利用

我们以数据库"信效度.sav"为例进行结果解读。通过上述步骤，我们对 4 道题项进行了 α 系数的分析。这 4 道题在数据库中的变量名分别是 C10D、C12K、C12L 和 C12M。

（1）Cronbach α 系数分析结果：从图 6-3 可见这 4 道题目的 α 系数是 0.731。

可靠性统计量（reliability statistics）	
Cronbach's Alpha	项数
.731	4

图 6-3 SPSS 软件中量表可靠性分析的 α 系数结果

（2）每个题项与量表的统计量

图 6-4 中左侧第一列是分析的题项（为方便读者阅读，将题号如 C10D 移到了最前面）。第二列和第三列是如果去除某题项，量表的均值和方差会变成的数值，这两列结果的意义不大。第四列是校正后的题项与总量表的相关系数，这列结果可以体现每个题项与总量表的相关性。此例中很明显，C10D 与总量表的相关性最小。最后一列是最有参考价值的结果，它表示如果删除这个题项，总量表的 α 系数将会变成多少。如果这个值大于上述（1）中总量表的 Cronbach α 系数，提示删去此题总量表的信度将提高，因此可以考虑删除该项目。例如本例中题项 C10D 在此列中的值是 0.813，大于上述总量表的 Cronbach α 系数 0.731，也就是说删除此题目后总量表的 Cronbach α 系数将达到 0.813，将信度水平由"可以接受"提高到了"较好"的水平，提高幅度较大，因此可以毫不犹豫地删掉此题。有兴趣的同学可以试着在删除此题的情况下重复上述步骤，来验证一下结果。

项总计统计量（Item-Total Statistics）[a]

	项已删除的刻度均值（Scale Mean if Item Deleted）	项已删除的刻度方差（Scale Variance if Item Deleted）	校正的项总计相关性（Corrected Item-Total Correlation）	项已删除的 Cronbach's Alpha 值（Cronbach's Alpha if Item Deleted）
C10D 我会留意一些关于如何服用降压药的信息	6.43	12.462	.265	.813
C12K 我觉得我一定能够按照医生要求规律服药	6.74	10.086	.645	.601
C12L 我觉得我绝对不会忘记按时服药	6.52	10.121	.601	.624
C12M 即使血压连续一段时间正常，我也一定会坚持服药	6.43	9.656	.620	.609

图 6-4　SPSS 软件中量表可靠性分析题项与量表的统计量结果

注：[a]SPSS 软件中文版在此结果中标目的翻译不准确，括号中是英文版的标目。

4．"可靠性分析"（Reliability Analysis）模块中的分半信度分析

图 6-1 中，在"模型"（Model）选择中除了常用的 Alpha 选项来计算 Cronbach α 系数外，还有"分半"（Split-half）选项可以用来进行分半信度分析。事实上，分半信度可以理解为是 Cronbach α 系数的特例。

需要注意的是，在 SPSS 软件中，Split-half 模型将题目分半的方式是前一半

题目为一组，后一半题目为一组，而不是随机分组，更不是奇偶分组。

我们试着将 C10D、C12K、C12L 和 C12M 用分半模型估计一下分半信度（图 6-5）。

可靠性统计量

Cronbach's Alpha	部分 1	值	.741
		项数	2[a]
	部分 2	值	.364
		项数	2[b]
	总项数		4
表格之间的相关性			.590
Spearman-Brown 系数	等长		.742
	不等长		.742
Guttman Split-Half 系数			.741

a. 这些项为：11. 我觉得我一定能够按照医生要求规律服药 C12K；12. 我觉得我绝对不会忘记按时服药 C12L.

b. 这些项为：13. 即使血压连续一段时间正常，我也一定会坚持服药 C12M；4. 我会留意一些关于如何服用降压药的信息 C10D.

可靠性统计量

Cronbach's Alpha	部分 1	值	.395
		项数	2[a]
	部分 2	值	.731
		项数	2[b]
	总项数		4
表格之间的相关性			.571
Spearman-Brown 系数	等长		.727
	不等长		.727
Guttman Split-Half 系数			.723

a. 这些项为：4. 我会留意一些关于如何服用降压药的信息 C10D；11. 我觉得我一定能够按照医生要求规律服药 C12K.

b. 这些项为：12. 我觉得我绝对不会忘记按时服药 C12L；13. 即使血压连续一段时间正常，我也一定会坚持服药 C12M.

图 6-5　SPSS 软件中量表可靠性分析分半信度结果

前一个结果题目放入的顺序是 C12K、C12L、C12M 和 C10D，后一个结果题目放入的顺序是 C10D、C12K、C12L 和 C12M，可以看出：①分半就是按照题目放入的顺序进行前一半和后一半的划分；②分别计算了两半各自的 Cronbach α 系数；③报告了 Spearman-Brown 系数，两次的结果有差别，可见不同的题目分半方法会得出不同的分半信度；④Guttman Split-Half 系数是方差相同假设不能被满足时的校正值。

第七章 效 度

与信度分析相似，调查问卷的效度分析也是研究过程中必不可少的环节。从误差来源的角度上讲，如果说信度反映的是随机误差，那么效度则综合考虑系统误差和随机误差，目的是使测量更有效。本章介绍基于经典测验理论的效度估计。

第一节 效度的概述

一、效度的内涵

1. 效度的概念

效度（validity）即有效性，它是指测量工具或手段能够准确测出所需测量的事物的程度。效度越高，即表示测量结果与要考察的内容越吻合，测量结果越能显示所要测量的对象的真正特征。

效度要回答的问题是：测验测到了它要测的内容吗？测验对它所测量的内容测量到什么程度？我们常用拿不同类型的尺子量长度来形象地比喻信度的高低，那么效度的高低如何比喻呢？可以夸张地比喻为用秤来量长度。我们会选择用体重秤来量身高吗？绝不会，因为体重秤只对称量体重有效，而对测量身高无效，即便是精度再高的秤也量不出身高。

2. 效度的特点

（1）效度具有相对性：任何测验的效度是对一定目标来说的，或者说测验只有用于与测验目标一致的目的和场合才会有效。所以，在评价测验的效度时，必须考虑测验的目的与功能。例如尺子用来测身高有效，测体重无效；秤则对测体重有效，对测身高无效。

（2）效度具有连续性：连续性是指测量效度可以被理解为一种数值变量，通常用决定系数表示。由于心理特质通常具有隐蔽性，因此测量不可能达到100%准确，只能达到某种程度上的准确。它只有程度上的不同，而没有"全有"与"全无"的区别。

3．效度的数学表达

经典测验理论的真分数模型告诉我们：

$$S_X^2 = S_T^2 + S_E^2$$

S_X^2 代表总变异，即实际测量值方差；S_T^2 代表真分数的变异，即真值方差；S_E^2 代表随机误差的变异。

我们进一步将 S_T^2 分解为有效方差 S_V^2 和系统误差 S_I^2 两部分，于是得到：

$$S_X^2 = S_V^2 + S_I^2 + S_E^2$$

效度就是与测验目的有关的 S_V^2 和 S_X^2 的比值，即一个测验对其所要测量的特性测量到什么程度的估计。

$$r_{XY}^2 = \frac{S_V^2}{S_X^2}$$

二、效度和信度的关系

在上一章中，我们介绍了信度，那么效度和信度作为测量的两个不同的特征，二者之间有何关系呢？

根据公式 $S_X^2 = S_V^2 + S_I^2 + S_E^2$，可以得到信度与效度的关系如下：

（1）信度高是效度高的必要而非充分条件。信度高给 S_V^2 增加提供可能，能否提高效度需再看 S_I^2 大小，所以信度高不一定效度高。没有效度的测量，即使测验信度再高，测验也是没有意义的。因为一个量表测量结果的信度系数较高只能说明其重复性、可靠性较好，但是并不能保证量表编制者所关注的变量实际上就是所有项目所共享的潜变量。例如抑郁量表的信度很高，但是如果用它来测量患者的焦虑情况，显然不具有效度。

（2）如果效度高，S_V^2 须占较大比重，S_T^2 随之提高，因此效度高，信度必然高。如果测验有效地说明了某种现象，那么它的资料和结论必然是可信的。

（3）信度低，则效度不可能高。信度低时随机误差 S_E^2 很大，效度不可能高。如果收集的资料不可靠，那么它肯定不能有效地说明所研究的特质。

（4）测验的效度受其自身信度的制约，效度系数的最高界限是信度系数的平方根。

根据效度和信度的定义 $\left(r_{XX} = \frac{S_T^2}{S_X^2},\ r_{XY}^2 = \frac{S_V^2}{S_X^2} \right)$ 以及 $S_T^2 = S_V^2 + S_I^2$，可得到：

$$r_{XY}^2 = \frac{S_T^2 - S_I^2}{S_X^2} = r_{XX} - \frac{S_I^2}{S_X^2}$$

由于 $S_I^2 \geq 0$，必然有 $r_{XY}^2 \leq r_{XX}$，且 r_{XY} 的理论最大值为 $\sqrt{r_{XX}}$。

我们在第四章用图 4-2 解释精密度、准确度和精确度的关系，精密度高、准确度低相当于信度较高但效度较低，准确度高、精密度低类似于信度较低但效度较高，精确度高意味着信度和效度都高。如果图上的 5 个点很分散地落在靶位上，则意味着信度和效度都低。

第二节　效度的分类与估计

判断一个测量是否有效，要从多方面搜集证据。在选择测量工具和设计问卷时，首先要考虑其效度，也就是测量出来的数据是否真的是研究者想要的，所测量的结果是否真正反映了研究者所关心的事物本质。尽管每种测量工具都有其使用范围和局限性，不存在对所有现象都有效的测量工具，但是对效度的检验可以尽可能保证不同的研究人员对某一研究变量的意义与内涵有一致的理解。

效度是涵盖多层面、多概念的，它是相对于特定研究目的和研究侧面而言的。因此，检验效度必须针对其特定的目的、功能及适用范围，从不同的角度来搜集资料。一个测验或量表是否有效主要是看它是否达到了测量的目的。

效度基本上可以分为 3 种类型，分别是：用测量的内容来说明是否达到测量目的的内容效度，用工作实效（量表对特定事件的预测能力，以及量表测量结果与其他测量结果的关联）来说明测量目的的效标关联效度，以及采用心理学、行为学、社会学的某种理论结构来反映测量目的的结构效度。

一、内容效度

1. 内容效度的概念

内容效度（content validity）就是测验实际测到的内容与所要测量的内容之间的吻合程度。估计一个量表的内容效度就是确定其在多大程度上代表了所要测量的领域。如果所要测定的内容涵盖的范围非常明确，内容效度就比较容易评定；内容效度相对比较适用于对医学教育类、知识类测试问卷的评价。但是如果所关注的内容是关于信念、态度和潜在倾向的，由于测量目标本身非常抽象和微妙，很难精确定义范围，所以评定内容效度的困难就会大一些。

在研究工作中，研究者常常非常重视结构效度和效标关联效度（见后文），而忽视条目内容在量表编制中所扮演的重要角色。事实上，内容效度是一项基础工作，主要通过研究设计、变量的选择与控制、研究变量之间确定关系的保证、消除与研究目标无关的变量对研究结果的影响这 4 个方面来获得。内容效度的确立主要通过两个阶段实现：第一阶段是问卷设计阶段，包括概念操作化、维度定义、题项编写等，每一步都与内容效度密切相关，具体内容参见本书第二章和第三章；第二阶段是内容效度的评价阶段，其工作思路是请有关专家对量表条目与原定内容范围的吻合程度（相关性）做出判断，有关操作步骤见本书第二章。有关内容效度的计算详见下文。

总的来说，内容效度就是检查由概念到指标的经验推演是否符合逻辑，是否有效。但是有些概念的定义不止一个，所以量表或者测量工具如果想要测量特定的概念所涵盖的内容，重点应该抓住概念性定义中所明确指出现象的方方面面，而不是那些可能有关联但却不是该量表旨在测量的其他方面。

2．内容效度与表面效度的区别

表面效度不是真正的效度指标，但它容易和内容效度混淆。表面效度是指一个测验在使用者和被试者看来，直觉地认为它在测量什么，是否测到了所要测量的内容。表面效度不是效度，但能对被测者的动机产生影响，因而也会影响到效度，但是影响程度不一定很大。

表面效度由外行对测验做表面上的检查后确定，而内容效度则是专家对测验进行详尽、系统的评价才建立的。虽然两者都是对测验内容做出的主观判断，但判断的标准不同。前者只考虑测验项目与测验目的之间明显、直接的关系，后者则同时考虑到测验项目与测验目的和总体内容之间逻辑上的、本质的联系。表面效度高的题目内容效度不一定高，表面效度低的题目内容效度也不一定低。例如，明尼苏达人格调查表中有这样的题目："我的喉咙里总好像有一块东西堵着似的。"表面上看来这道题目似乎与人格无关，但在临床上，回答"是"的人很可能是癔症或神经衰弱患者。

内容效度与表面效度具有本质的区别，在评价测量工具的效度时，应该重点关注问卷真正的内容效度，克服依赖于表面效度的局限。

3．内容效度的评估方法

（1）专家评定法：专家评定法也称逻辑分析法，即专家按测题和假设内容范围做出的符合度判断，对所测量内容有相对完整的内容分析，对每一维度的内容进行逻辑分析。

在教育学领域进行学业成就测验时经常采用双向细目表这一工具。双向细目表是一种考查目标（能力）和考查内容之间的列联表。它是考试命题的依据，是检查内容效度的依据，也是评价教学质量的依据。双向细目表纵向列出各项要考查的内容即知识点，横向列出的各项是要考查的能力，在知识与能力共同确定的方格内是考题分数所占的比例。因此，这种命题双向细目表具有 3 个要素：考查目标、考查内容以及考查目标与考查内容的比例。根据双向细目表进行命题，可以保证整份试卷的考点明确、与教学大纲相符、考查内容全面。

健康相关调查问卷的框架和指标体系的内容效度由经验丰富的专家来评判，以确定其是否符合测量的目的或理论。在本书第二章我们介绍过专家权威度、积极系数和协调系数的计算，旨在说明专家咨询法本身的可靠性和效果。在此，我们介绍内容效度指数。内容效度指数（content validity index，CVI）分为两个水平：①条目水平的内容效度指数（item-level CVI，I-CVI），即对各个条目的内容效度做出评价；②量表水平的内容效度指数（scale-level CVI，S-CVI），即对整个量表的内容效度进行评估。

在内容效度评价的专家咨询问卷中，要求专家就每一条目与相应内容维度的关联性（或代表性）做出选择。通常，可选项是 4 等级评分：1= 不相关，2= 弱相关，3= 较强相关，4= 非常相关。把 4 个等级的评分归纳为两类：1 或 2 分，表示条目与相应的内容维度不相关，条目对测量概念的代表性不好；3 或 4 分，表示条目与相应的内容维度相关，条目代表性好。然后用每一条目中给出评分为 3 或 4 分的专家人数除以参评的专家总数，计算所得即为相应的 I-CVI。关于 I-CVI 的评判标准，有学者提出：当专家总数少于或等于 5 人时，I-CVI 应为 1.00；当专家总数是 6 人或更多时，标准可以降低，但要求 I-CVI 不低于 0.78。

量表水平的内容效度指数有两种计算方法：①全体一致 S-CVI（S-CVI/UA，universal agreement），即被所有专家均评为 3 或 4 分的条目数占全部条目数的百分比，反映的是全体专家一致认为相关的情况。有学者建议，S-CVI/UA 不低于 0.8 提示量表内容效度较好。②平均 S-CVI（S-CVI/Ave，Average），即量表所有条目 I-CVI 的均数。有学者建议 S-CVI/Ave 应达到 0.90。

（2）统计分析法

1）复本法：我们在上一章介绍了通过对同一样本进行两个测验内容范围相同但题项不同的平行测验，得到复本信度。如果复本信度较高，可以作为评估测验内容效度的一个证据；如果复本信度较低，则说明两个测验中至少有一个缺乏内容效度。

2）再测法：这里的再测法与重测信度的操作方式相同，但目的不同。再测法通过一份问卷对被试进行前测，然后让他们学习相关内容，学完之后再进行后测。前测成绩低，后测成绩提高，则说明这个测验确实测量了所教授的内容，即测验的内容效度较好。

内容效度是评价有准确内容和范围的知识性测验的最合适的方法，同时也是在编制任何测试时都要加以考虑的方面。但是内容效度缺乏理想的数据指标，因而妨碍了各测试间的相互比较。

二、效标关联效度

效标关联效度是测定效度的指标之一。如果一个调查存在其他客观基准，则称此基准为效标。可以拿效度调查结果与效标做相关分析来确定效标关联效度。效标是否独立存在，也即是否能找到真实的效标，是进行这种效度分析的关键。

1．效标关联效度的概念

效标关联效度（criterion-related validity）又称实证效度，是指一个测验对于特定情境中的个体行为进行估计的有效性，即根据测验所做出的预测能否被实际的结果所证实。效标关联效度侧重反映的是研究工具与其他测量标准之间的相关关系，相关系数越高，表示研究工具的效度越好。

根据效标资料搜集的时间差异，实证效度可以分成同时效度和预测效度两种。如果效标资料与测验分数是同时收集的，则获得的效度称为同时效度。例如用焦虑量表、抑郁量表、症状自评量表等对精神科患者进行测评，分析该测评结果与医生的临床诊断的相符程度，就是一个获得同时效度的过程。如果效标资料是根据测验之后的实际情况（疾病发展、工作业绩）定的，则获得的效度称为预测效度。例如用人格测验量表预测一个人日后患心理疾病的可能性，用智力测验预测一个学生日后的学习成绩或预测一个人工作后的业绩。因此，同时效度主要用于诊断现状，关注研究工具与现有金标准之间的相关关系；预测效度用于评价测量工具作为未来情况预测指标的有效程度。

2．效标与效标测量

估计测验效标关联效度的首要条件是必须具有效标，效标就是关于一个测验已经具有的公认有效的外在标准（金标准）。

效标可以是连续变量，也可以是分类变量；可以是自然的现成指标（如产量、薪水），也可以是人为设计的指标（如权威的考试测验）；可以是主观评判，也可以是客观测量。

好的效标应符合以下条件：①效标必须真实地反映事物本质的重要侧面，必须能最有效地反映测验的目标，即效标测量本身必须有效；②效标必须具有较高的信度，稳定可靠，不随时间等因素而变化；③效标必须能客观地加以测量，可用数据或等级来表示；④在保证有效的前提下，效标测量的方法应尽可能简单，省时省力，经济实用。

常用的效标包括学业成就、实际工作表现、临床诊断和先前有效的测验等。其中，学业成就可作为智力测验的效标；实际工作表现是最满意的效标测量，可以作为一般智力测验、人格测验和一些能力倾向测验的效标；临床诊断尤其是精神科的诊断结果可以作为许多心理测验量表的效标。此外，一个新测验与先前有效的测验相关也经常作为效度检验的证据。

2．效标关联效度的评估方法

（1）相关法：顾名思义，效标关联效度可以用两种测量工具所得出的观测值之间的相关系数来衡量，即分析测验分数与效标测量结果的相关性。当预测分值和效标分值都是连续变量时，可采用积差相关系数的计算方法来求得测验的效度系数；当效标变量被人为分成两类，而预测变量为连续变量时，使用二列相关系数；当效标结果和预测结果都是二分变量时，可采用四分相关。

使用相关法求效度，可以从数据和统计学的角度来衡量效标和预测结果之间的关系。效度系数为大家广泛使用，便于比较研究。但是利用相关法求效标关联效度也有一定的局限性：如果预测源与效标的关系不是直线的，则必须采用特殊的相关方法；有时测验结果不能提供有关取舍正确性的指标；有些作为效标的测量工具只是假定有效的，它本身是否真正有效并没有理论依据。

（2）分组检验法：先将被试按效标测量的结果分为成功与不成功、合格与不合格、有病与无病两组，再看所要进行效度评价的测验的预测分数是否在两组间有统计学差异，如果统计学差异显著，说明该测验的效标关联效度良好，能够有效地区分由效标定义的团体；否则，如果两组的测验分数在统计学上差异没有显著性，则说明测验是无效的。

（3）命中率法：效标关联效度使用相关系数法并没有为我们揭示有多大比例的案例被预测指标正确分类。基于此，在某些情况下，把预测变量和相应的效标分为几个类别（表7-1），然后估计预测变量把被试对象正确划入效标类别的"命中率"，这样可以得到直接的数据评价指标，而不仅仅是一个相关系数。命中率法是当测验用来作为决策依据时，用其正确决策的比例作为效度指标的一种方法。该种计算方法简单容易，与实际生活联系比较紧密，在人才选拔中尤其适用。此时，把分类界限定在何处是非常重要的问题，也是这种方法的局限所在。有人批评命中率法对于分数刚刚低于临界分数的人不公平。所以，分界线的确定需要根据所关心的事件的特性和研究目的来合理权衡。

命中率的计算有两种方法：一是计算总命中率，另一种是计算正命中率。首先，将数据按表 7-1 的格式进行整理。

表7-1 命中率法估计效标关联效度的数据整理表

		效标成绩	
		失败（−）	成功（+）
测验预测	成功（+）	失误（A）	命中（B）
	失败（−）	命中（C）	失误（D）

根据表 7-1 中所列变量，命中率的计算如下：

$$总命中率（P_{CT}）= \frac{命中}{命中 + 失误} = \frac{B + C}{A + B + C + D} = \frac{命中}{N} \times 100\%$$

$$正命中率（P_{CP}）= \frac{B}{A + B} = \frac{成功人数}{选择人数} \times 100\%$$

三、结构效度

1. 结构效度概述

结构效度（construct validity）是指一个测验实际测到所要测量的理论结构（构念，也称构想）和特质的程度，或者说测验分数能够说明测量的理论结构和特质的程度。所谓的构念是指一些抽象的假设性概念、特性或变量，如智力、创造力、焦虑、动机、态度、信念、价值观等。构念不能直接测量，需要借助一定的测评工具来反映，而测评工具能否反映理论结构或者构念，是非常重要的科学命题。

对结构效度的理解需要注意以下问题：

（1）结构效度的大小首先取决于事先假定的心理特质理论。要使得关于某一特质测验的结构效度的研究结果可以进行比较，则对于该特质的假设和定义就应该相同；否则，不能进行比较。

（2）由于有可能出现理论假设不成立，或该问卷设计不能对该假设做出适当检验等情况，因此当实际测量的资料无法证实我们的理论假设时，并不一定就表明该测验结构效度不高。

（3）结构效度是通过测量什么和不测量什么的证据累加起来确定的，因而不可能有单一的数量指标来描述结构效度。

2．对结构效度的评估

结构效度是关于变量与其他变量之间的理论上的关系，是测量应该反映出的、与其他已经确立的构念之间关系的程度。

（1）用探索性因子分析与验证性因子分析评价结构效度：通过研究测验内部构造来分析测验的结构效度，主要采用因素分析法，因素分析法又分为探索性因子分析和验证性因子分析。结构效度着眼于提出假设和检验假设上，使得测验不再只作为实际决定的辅助工具，同时还成为发展理论的重要工具。相关具体内容见下节及第八章详述。

（2）聚合效度和区分效度：结构效度要求一个有效的测验不仅应与其他测量同一构念的测验相关，而且还必须与测量不同构念的测验不相关，前者即为聚合效度，后者则是区分效度。

聚合效度（convergent validity）又称收敛效度，是指测量相同潜在特质（构念）的测验指标会落在同一共同因素上。收敛效度可通过验证性因子分析，观察测量指标在因子上的负载（loading）。如果标准化估计值（standardized estimate）大于 0.5 且 t 值大于 1.96，平均提取方差（average variance extracted，AVE）大于 0.6，组合信度（construct reliability，CR）大于 0.7，通常认为收敛效度较高。

区分效度（discriminant validity）也称判别效度，是指一个测量指标与其他应该有所不同的因子之间不相互关联的程度。例如，如果一项测验的理论假设创意性（creativity）和智力（intelligence）有很大区别，而相关测验中的创意性得分和智力得分没有显著相关关系，那么就可以认为这项测验具有良好的区分效度。区分效度可通过验证性因子分析检验。如果各个测量指标对因子的平均提取方差（average variance extracted，AVE）大于该因子与任何其他因子的共同方差（highest shared variance），则区分效度较高。详细内容见第八章验证性因子分析内容。

（3）相容效度：相容效度（congruent validity）是结构效度的一种，是指受测者在一个新测验上的分数与另一个效度已知的同类测验上的分数之间的相关系数，是确定新测验是否具有结构效度最简单的方法。若相容效度高，说明两个测验测的是相同特质，新测验一样有效。例如，大多数人都将所编的智力测验与"斯坦福 - 比奈智力测验量表"做比较，以证明其有效性。需要指出的是，如果新测验与已有的测验相关性很高，但没有额外的优点，那么就没有必要编制这个新的测验。

第三节　探索性因子分析和验证性因子分析原理

探索性因子分析和验证性因子分析是研究测验内部结构来判断测验的结构效度的方法。探索性因子分析依托统计软件中的因子分析方法来实现，而验证性因子分析依托结构方程模型来实现。

一、探索性因子分析和验证性因子分析的共同理论基础

1. 因子分析的目的

两种因子分析的主要目的都是浓缩数据，都是以观测变量间的相关矩阵或协方差矩阵为基础，希望达到相关程度高的观测变量受公共因子的支配，并且每个观测变量在其所属因子上的载荷较高，在其他因子上载荷小的拟合状况。这样就可以用假想的少数几个变量（因子、潜变量）来表示测量变量（亦称作观测变量、指示变量）的主要信息，也就是达到降维的目的。结合专业背景合理解释因子的意义，可将复杂问题简单化。

2. 因子分析的数学模型原理

在本书的第二章我们曾用图 2-1 表示潜变量（欲测量的概念）与指示变量（测量指标）之间的关系。与之类似，图 7-1 所示即为最简单、也最为常见的因子模型，x_1、x_2、x_3 是潜变量 ξ_1 的指标，λ 是公因子在各测量指标上的载荷系数，δ 是特殊因子，亦称为唯一性因子或误差项。

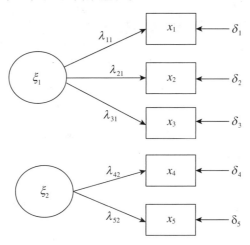

图 7-1　因子分析模型

将图 7-1 所示的因子模型推广至一般意义上的因子模型后，各观测变量 x_i 与 j 个公共因子 ξ_1，ξ_2，…，ξ_j 之间的关系可以用数学模型表示如下：

$$x_1 = \lambda_{11}\xi_1 + \lambda_{12}\xi_2 + \cdots + \lambda_{1j}\xi_j + \delta_1$$

$$\cdots\cdots$$

$$x_i = \lambda_{i1}\xi_1 + \lambda_{i2}\xi_2 + \cdots + \lambda_{ij}\xi_j + \delta_i$$

其中 x_i 为各观测变量；ξ_j 是公共因子（公因子，共同因子）；δ_i 是 x_i 的特殊因子；λ_{ij} 是公共因子的载荷；j 是公共因子 ξ_1，ξ_2，…，ξ_j 的个数，i 是各观测变量 x_1，…，x_i 的个数，$j < i$。

上式也可以简单地用矩阵表示如下：

$$x = \Lambda_x\xi + \delta$$

其中 $x = (x_1, x_2, \cdots, x_i)^T$，$\xi = (\xi_1, \xi_2, \cdots, \xi_j)^T$，$\delta = (\delta_1, \delta_2, \cdots, \delta_i)^T$。

3. 探索性因子分析重要统计量解读

（1）因子载荷：所谓的因子载荷就是因子结构中，原始变量与因子分析时抽取出共同因子的相关程度。因子载荷 λ_{ij} 是变量 x_i 和因子 ξ_j 的相关系数，因子载荷 λ_{ij} 小于等于 1，绝对值越接近 1，表明因子 ξ_j 与变量 x_i 的相关性越强。同时，因子载荷 λ_{ij} 也反映了因子 ξ_i 对解释变量 x_i 的重要作用和程度。因子载荷作为因子分析模型中的重要统计量，表明了原始变量和公因子之间的相关关系。一般说来，因子载荷大于 0.3 被认为因子对原始变量有意义。

（2）共性方差：共性方差（communality）也称为变量共同度或共同性，是指每个原始变量在每个公共因子的负荷量的平方和，也就是原始变量方差中由公共因子所决定的比率。其计算公式为：

$$h_i^2 = \sum_{j=1}^{q} \lambda_{ji}^2 \ , \ q \text{ 为公共因子数}$$

变量的方差由公共因子和特殊因子组成。共性方差表明了原始变量方差中能被公共因子解释的部分，该值越大，变量能被因子说明的程度越高。

表 7-2 中横行上所有因子载荷量的平方和即为共性方差，体现每个变量可以被公因子解释的变异量百分比。因此，从共性方差的大小可以判断这个原始变量与公共因子之间关系程度。如果某个变量的共性方差太小，提示这个变量被公共因子解释得不好，换句话说，就是因为这个变量跟其他变量的关系不密切，导致提取的公因子不能很好地解释它。在探索性因子分析时，共性方差是重要的变量筛选依据。

（3）特征值：特征值（eigenvalue）反映公因子的方差贡献。特征值的数学定义为：

$$g_i^2 = \sum_{i=1}^{p} \lambda_{ji}^2, \quad p \text{ 为原始变量数}$$

每个公因子的特征值反映了因子 ξ_j 对原有变量总方差的解释能力。该值越高，说明相应因子的重要性越大。特征值大于 1 是常用的确定因子个数的标准，方差贡献率（解释量）是衡量因子重要性的关键指标。

在表 7-2 中，特征值就是竖列上每个因子在所有观测变量上的负荷量的平方和。在因子分析之共同因子抽取中，特征值大的共同因子会最先被抽取，其次是次大者，最后抽取的共同因子之特征值最小。将每个公因子的特征值除以总变量数，可以得到每个公因子可以解释的变异量。

表7-2 因子分析的共性方差与特征值

变量	因子 1 (ξ_1)	因子 2 (ξ_2)	… 因子 j (ξ_j)	共性方差 (h^2)	唯一性因子 (d^2)
x_1	λ_{11}	λ_{12}	… λ_{1j}	$\lambda_{11}^2 + \lambda_{12}^2 + \cdots + \lambda_{1j}^2$	$1-h_1^2$
x_2	λ_{21}	λ_{22}	… λ_{2j}	$\lambda_{21}^2 + \lambda_{22}^2 + \cdots + \lambda_{2j}^2$	$1-h_2^2$
…	…	…	…	…	
x_i	λ_{i1}	λ_{i2}	λ_{ij}	$\lambda_{i1}^2 + \lambda_{i2}^2 + \cdots + \lambda_{ij}^2$	$1-h_i^2$
特征值	$\lambda_{11}^2 + \lambda_{21}^2 + \cdots + \lambda_{i1}^2$	$\lambda_{12}^2 + \lambda_{22}^2 + \cdots + \lambda_{i2}^2$	$\lambda_{1j}^2 + \lambda_{2j}^2 + \cdots + \lambda_{ij}^2$		
解释量	$(\lambda_{11}^2 + \lambda_{21}^2 + \cdots + \lambda_{i1}^2)/i$	$(\lambda_{12}^2 + \lambda_{22}^2 + \cdots + \lambda_{i2}^2)/i$	$(\lambda_{1j}^2 + \lambda_{2j}^2 + \cdots + \lambda_{ij}^2)/i$		

二、探索性因子分析和验证性因子分析的差异

1. 基本思想不同

虽然两者的目的都是降维，但基本思想不同。探索性因子分析重在"探索模型"，验证性因子分析重在"验证模型"。探索性因子分析主要是为了找出影响观测变量的因子个数，以及各个因子和各个观测变量之间的相关程度，以试图揭示一组变量的内在结构，研究者的假定是每个观测变量都与某个因子匹配，并通过因子载荷大小来推断数据的因子结构。而验证性因子分析的主要目的是判断事先假设的因子模型拟合实际数据的能力，以试图检验观测变量的因子个数和因子载

荷是否与基于已有理论建立的预期模型一致，在这个预期模型中，因子个数已经预先确定，每个因子都已经被设定为与某些具体的观测变量对应。

2．应用前提不同

探索性因子分析没有先验信息，而验证性因子分析有先验信息。探索性因子分析是在事先不知道影响因子的基础上，完全依据样本数据，利用统计软件以一定的原则进行因子抽取的过程。数学模型中的公共因子个数在分析前并未确定，而是在分析过程中视中间结果而决定，各个公共因子被统一规定均影响每个观测变量。因此，探索性因子分析更适合于在没有理论支持的情况下对数据的试探性分析。

而验证性因子分析则是基于预先建立的理论构架，事先假设因子结构，指定每个因子都与一个具体的观测变量子集对应，以检验这种结构是否与观测数据一致。在数学模型中，首先要根据所用理论的信息决定公共因子数，同时还要根据实际情况将模型中某些参数设定为某一定值。总之，验证性因子分析在充分利用了先验信息的基础上，在已知因子的情况下检验所搜集的数据资料是否按事先预定的结构方式产生作用。

3．理论假设不同

探索性因子分析的假设主要包括：①所有的公共因子都相关或都不相关。在正交旋转状态下，所有的公共因子间不相关；在斜交旋转状态下，所有的公共因子间相关。②所有的公共因子都直接影响所有的观测变量。③特殊因子之间相互独立。④所有观测变量只受一个特殊因子的影响。⑤公共因子与特殊因子相互独立。

验证性因子分析克服了探索性因子分析假设条件约束太强的缺陷，其假设主要包括：①公共因子之间可以相关，也可以不相关；②观测变量可以只受一个公共因子影响，也可以受几个公共因子的影响，而不必受所有公共因子的影响；③特殊因子之间可以相关，还可以出现不存在误差项的观测变量；④公共因子与特殊因子之间相互独立。

4．主要应用范围不同

探索性因子分析主要应用于3个方面：①寻求基本结构，解决多元统计分析中的变量间强相关问题；②数据简化；③发展测量量表，筛选变量，初步评价结构效度。

验证性因子分析允许研究者将观测变量依据理论或先前假设构成测量模式，然后评价此因子结构与该理论界定的样本资料间符合的程度。因此，它主要应用于以下 3 个方面：①验证量表的维度（dimensionality），决定最有效因子结构；②验证因子的阶层关系；③评估量表的信度和效度。

表 7-3 对探索性因子分析和验证性因子分析进行了总结和比较。

表7-3　探索性因子分析和验证性因子分析的总结和比较

方法	探索性因子分析（EFA）	验证性因子分析（CFA）
基本思想	理论产出，数据推动型分析（data-driven analysis）	理论检验，理论推动型分析（theory-driven analysis）
理论基础	理论启发，文献基础薄弱	强势的理论和（或）实证基础
因子数量	开始分析时不知道因子数目，根据特征值大小、碎石图检查等确定因子数目	预先确定了因子的数目
因子相关性	决定因子间是否相关	根据之前的分析固定因子间有相关或没有相关
变量判定	变量可以自由归类于所有因子	变量固定归类于某一特定因子
因子载荷	变量在所有因子上都有负荷，在最终判定的非从属因子上的负荷很小，但不等于 0	变量只在所从属的因子上才有负荷，在其他因子上的负荷为 0
量表数据	量表前期的调查数据	量表调整后或现成量表的调查数据

三、探索性因子分析和验证性因子分析的正确选用

从上述分析可以看出，探索性因子分析和验证性因子分析是因子分析的两个不可分割的重要组成部分。在实际应用中，两者不能截然分开，只有结合运用，才能相得益彰，使研究更有深度。

1. 缺乏理论基础或没有成熟量表时

通常在量表相关研究中，在量表没有坚实的理论基础支撑或者没有成熟的量表时，需要先用探索性因子分析来分析观测变量内部结构，确定因子的个数以及相互关系，产生一个关于内部结构的理论，再在此基础上用验证性因子分析。这样的做法是比较科学的，两种因子分析缺少任何一个，因子分析都将是不完整的。这种分析方法称为交叉证实（cross-validation）。

在一个研究中，问卷预调查后先进行探索性因子分析，筛选适当的题目后确定模型结构，然后用正式调查数据进行验证性因子分析，这种情况需要前后进行两次不同样本的调查。有时因为研究时间紧，无法分两次调查，在样本量足够大的情况下，可以将数据样本随机分成两半，合理的做法是先用一半数据做探索性

因子分析，然后把分析取得的因子用在剩下的一半数据中做验证性因子分析。如果验证性因子分析的拟合效果非常差，那么还必须用探索性因子分析来找出数据与模型之间的不一致。

2．理论基础坚实，已有成熟量表

验证性因子分析适用于研究直接采用成熟量表的情况，也就是说不用做探索性因子分析，直接做验证性因子分析即可。一般而言，这种情况下验证性因子分析的拟合效果都比较好；如果出现拟合效果欠佳的情况，统计软件一般会给出一些修正建议，是否采纳还需依据所在学科的理论仔细琢磨。

四、探索性因子分析的应用

1．因子分析的条件

（1）进行因子分析的变量都必须是连续变量或近似连续变量，符合线性关系的假设。定类测量的数据不能用因子分析简化结构。

（2）样本量具有一定规模。一般样本量不得低于 100，原则上是越大越好。此外，一般还要求样本量与变量数之间的比例不低于 5∶1，同时，应注意样本的代表性和异质性。

（3）变量之间要具有一定程度的相关关系，对于一组相关度太高或太低的变量，不太适合进行因子分析。相关程度太高了，多重共线性明显，区分效度不够，获得的因子结构价值也不太高；可以通过巴特利特（Bartlett）球形检验、KMO 检验来确定这一问题。

1）巴特利特球形检验可以用来检验样本内各变量之间的相关系数是否不同且大于 0。若球形检验结果具有显著性，表示相关系数可以用于因子分析抽取因子。

2）使用偏相关矩阵来判断。在因子分析中，可以得到一个反映像矩阵，呈现出偏相关的大小。在该矩阵中，若有多数系数偏高，则应放弃使用因子分析。对角线的系数除外，该系数称为取样适切性量数（Kaiser-Meyer-Olkin measure of sampling adequacy，KMO），代表与该变量有关的所有相关系数与净相关系数之比，该系数越大，表示相关情形越良好。一般大于 0.9 最佳，0.8 ~ 0.9 为良好，0.7 ~ 0.8 为可接受，0.6 ~ 0.7 为尚可，0.6 以下应该放弃。

2．因子抽取的方法

因子抽取的目的在于决定观测变量当中存在着多少个潜在的成分或因子数。决定因子个数的常用方法是主成分法和主因子法。

（1）主成分法（principal component analysis）：主成分法以线性方程式将所

有变量加以合并，计算所有变量共同解释的变异量，该线性组合称为主成分。第一次线性组合建立后，计算出的第一个主成分估计值可以解释全体变异量的一大部分，其解释的变异量即属于第一个主成分所有。然后再将剩余的变异量经过第二次方程式线性合并，抽取出第二个主成分，其涵盖的变异量即属于第二个主成分所有。以此类推，直到无法再抽取为止，最后保留解释量比较大的那几个变量。主成分法分析一般适用于单纯使诸多变量减至少数的成分时，以及作为因子分析的预备工作。

（2）主因子法（factor analysis）：主因子法是分析变量间的共同变异量而非全体变异量。它的计算方法与主成分法有差异，主因子法用共同性取代了相关矩阵中的对角线1.00，目的在于抽出一系列互相独立的因子。第一个因子解释最多的原来变量间的共同变异，第二个因子解释除去第一个因子解释后剩余共同变异的最大变异，其余因子依次解释剩下的变异量中的最大部分，直到所有的共同变异被分割完毕为止。此法符合因子分析模式的假设，亦即分析变量间的共同变异，而非分析变量间的总变异，因子的内容较易了解。

因子数目的决定主要依据特征值，一般都是提取特征值大于1的因子；此外还可以由研究者人为指定因子个数，即直接向计算机输入所需要的因子个数。

3．因子旋转

因子旋转的目的在于理清因子与原始变量间的关系，使每一个变量仅在一个公共因子上有较大的载荷，而在其他公共因子上的载荷比较小，这样使因子具有更鲜明的实际意义，从而更好地解释因子分析结果。

由于初始因子综合性太强，难以找出实际意义，可以通过因子旋转使变量的关系更清晰。因子旋转可分为正交旋转和斜交旋转。所谓正交旋转就是指旋转过程中因子之间的轴线夹角为90°，即因子之间的相关设定为0，如最大变异法（varimax rotation）、四方最大法（quartimax rotation）、均等变异法（equimax rotation）。另一种旋转法是斜交旋转，这种方法允许因子与因子之间具有一定相关性，在旋转过程中同时对因子的关联情形进行估计，例如最小斜交法（oblimin rotation）、最大斜交法（oblimax rotation）、四方最小法（quartimin rotation）等。正交旋转是基于各因子间相互独立的前提，它能够最大限度地对各因子进行区分，但有时也容易扭曲潜在特质在现实生活中的真实关系，一般在具有特定的理论作为支持或有强有力的实证证据时进行正交旋转，否则，为了精确地估计变量与因子关系，可能使用斜交旋转更贴近真实情况。

4．结果解释

根据旋转后的因子载荷对因子进行具体解释。如前文所述，在因子分析的结果中，用于评价结构效度的主要指标有累积贡献率、共同度和因子载荷。累积贡献率反映公因子对量表或问卷的累积解释程度，共同度反映由公因子解释原变量的程度，因子载荷反映原变量与某个公因子的相关程度。

总结来看，效度分析判断标准如下：

（1）KMO 值大于 0.6。

（2）题项在对应因子上的因子载荷系数大于 0.4。

（3）题项与因子对应关系无严重偏差。

（4）共同度大于 0.4。

（5）累积方差解释率大于 50%，甚至 60%。

效度分析一般需要经历多次分析，如果最终得到的结果能够满足以上标准，则说明维度划分比较合理，具有良好的结构效度。具体应用详见第八章。

五、验证性因子分析的应用

前文已经讲到，验证性因子分析主要用于在现有理论基础的情况下，处理观测指标与潜变量之间的关系。

1．潜变量与结构方程模型的概念

在本书第二章和本章前面，我们都提到了潜变量，在本部分真正涉及了对潜变量的估计。

潜变量（latent variable），也称隐变量，指的是不能直接准确测量或观察到的变量。它需要借助可以直接观测的外显变量（manifest variable）或指示变量（indicator variable）进行估计。

对于潜变量与指示变量（观测变量）的关系建立，需要采用结构方程模型（structural equation modeling，SEM）来拟合。SEM 也称协方差结构模型（covariance structural models，CSM）或线性结构关系模型（Linear Structural RELationship，LISREL）。LISREL 亦具模型和软件双重含义。

结构方程模型是目前最常用的理论验证工具，通过对变量协方差进行关系建模，对复杂现象的理论模式进行分析并做出评价。结构方程模型由两套理论模型组成：一是结构模型（structural equation model），用于界定潜在自变量与潜在因变量之间的线性关系，或者说用来探讨潜变量之间谁在"上游"、谁在"下游"的关系；二是测量模型（measurement model），用于界定潜变量与观测变量之间的

线性关系。验证性因子分析采用的是测量模型部分。有关结构模型的内容，因为比较复杂且超出了本书的范畴，有兴趣的读者可以选择专门的教材学习。

另外，利用结构方程建模对样本量有一定的要求。有建议说样本量应当是题目（指标）数量的 10 倍以上，或者是自由参数的 5 倍以上。

2．验证性因子分析的步骤

（1）提出一个基于理论基础或先期假设的测量模型，最好画出理论假设图。需要明确每个潜变量对应的观测变量，预设因子载荷。因子载荷可以事先定为 1 或者其他自由变化的常数，或者在一定的约束条件下变化的数（例如与另一载荷相等）。

（2）根据不同软件对数据的要求以及变量的类型（连续变量还是等级变量），由观测变量的原始数据算出相关系数矩阵或变量的协方差矩阵，或者直接使用原始数据。

（3）在软件中将需要检验的测量模型转换为符合统计软件分析的模型并进行拟合，根据变量类型选择一种恰当的方法来估计自由变化的因子载荷。对模型的估计已发展出众多估计方法，如最大似然估计法（maximum likelihood，ML）、广义最小二乘法（generalized least squares，GLS）、不加权的最小二乘法（unweighted least squares，ULS）、加权最小二乘法（weighted least squares，WLS）等。不同的软件所提供的方法略有不同。

ML 是验证性因子分析最常用的估计方法，需要观测变量服从多维正态分布。ML 是渐近无偏估计，样本量越大，偏差越小。ML 是渐近有效估计，不存在另外一个一致估计，其渐近方差比 ML 估计还小。ML 估计不受测量单位的影响，即具有尺度不变性，用此法时使用协方差矩阵与相关系数矩阵所得模型基本相同。

WLS 适用于大样本情况下，是无需考虑变量分布的参数稳健估计方法，也就是说如果存在分类变量，可使用该法。此法的缺点在于观测变量数量较大时需要很大的样本量，计算非常耗时；如果样本量不足，会产生很大的偏差。

（4）模型评价：评价模型优劣与否是验证性因子分析的重要内容。模型评价有三方面：一是用各种拟合指数对模型做整体评价，二是对参数进行检验，三是评价模型对数据的解释能力。当模型能够拟合数据时，因子载荷的选择要使模型暗含的相关矩阵与实际观测矩阵之间的差异最小。如果模型设定正确的话，加总矩阵将非常接近于协方差矩阵。常用的统计参数有：卡方（χ^2）或卡方 / 自由度（χ^2/df）、拟合优度指数（GFI）、比较拟合指数（CFI）和近似误差均方根（RMSEA）。根据 Bentler（1990 年）的建议标准，$\chi^2/df \leqslant 3.0$、CFI $\geqslant 0.90$、

GFI ≥ 0.85、RMSEA ≤ 0.05，则表明该模型的拟合程度是可接受的。

1）χ^2 与 χ^2/df：χ^2 值越小，说明实际矩阵和输入矩阵的差异越小，说明假设模型和样本数据之间拟合程度越好。单纯的 χ^2 值受样本量影响较大，因此经常用 χ^2/df 来代替。

2）拟合优度指数（goodness of fit index，GFI）和调整拟合优度指数（adjusted goodness of fit，AGFI）：反映了假设模型能够解释的协方差的比例。拟合优度指数越大，说明解释比例越高。

3）残差均方根（root mean square residual，RMR）和近似误差均方根（root mean square error of approximation，RMSEA）：残差均方根和近似误差均方根是测量输入矩阵和估计矩阵之间残差均值的平方根，数值越小则说明模型拟合程度越佳。

4）规范拟合指数（normed fit index，NFI）和增量拟合指数（incremental fit index，IFI）：规范拟合指数是测量独立模型与假设模型之间卡方值的缩小比例。其与 χ^2 值一样，容易受到样本量的影响，为弥补其缺点，学者建议采用增量拟合指数来衡量模型优度。

5）比较拟合指数（comparative fit index，CFI）：比较拟合指数反映了独立模型与假设模型之间的差异程度，数值越接近 1，则假设模型越好。

（5）修正模型：如果模型拟合效果不佳，应根据理论分析或重新限定约束关系，从而对模型进行修正，以得到最优模型。应注意，不能抛开理论分析和专业背景进行盲目的修正。

第八章　探索性因子分析与验证性因子分析的软件实现

第一节　探索性因子分析的软件实现

很多统计软件都可以进行探索性因子分析，由于 SPSS 软件在这个功能的实现上很稳定且有独到之处，故以其为例进行介绍。鉴于该软件被广大读者所熟知，本书略去该软件的基本操作，只介绍与探索性因子分析相关的内容。本节所涉及的问卷内容同第六章同质性信度分析的问卷（表 6-2）。

一、探索性因子分析在 SPSS 软件中的操作步骤

（1）打开数据库"信效度 .sav"，执行工具栏"分析"（Analyze）—"降维"（Data Reduction）—"因子分析"（Factor）程序，开启"因子分析"对话窗口。

在左边变量清单中将需要进行探索性因子分析的题项选入右边"变量"（Variable）中，如图 8-1。

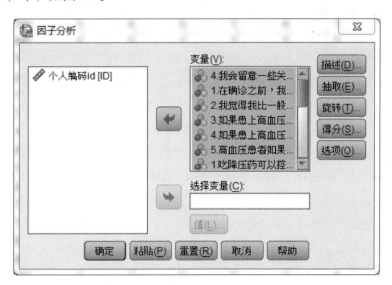

图 8-1　因子分析的对话框

（2）点击图 8-1 右上角的"描述"出现对话框，勾选"初始解"和"KMO 和巴特利特球形度检验"，其他选项不是必选项（图 8-2）。

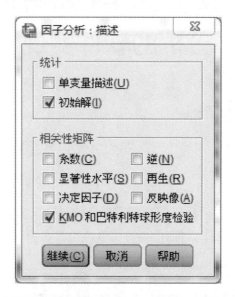

图 8-2　在描述性分析中勾选"KMO 和巴特利特球形度检验"

（3）点击图 8-1 中的"抽取"弹出对话框，在提取方法中选择一种方法，通常选择"主成分"，勾选"碎石图"，提取依据是特征值大于 1，也可以自己定义"因子的固定数目"（图 8-3）。

（4）点击图 8-1 中的"旋转"，在"方法"中选择想用的方法，并勾选"旋转后的解"。"最大方差法"旋转出的因子之间不相关，是最常采用的方法。最大收敛迭代次数系统默认为 25 次，一般情况下 25 次就够用了。如果分析结果不收敛，可以自行增加次数（图 8-4）。

（5）点击图 8-1 中的"得分"，勾选"保存为变量"，方法一般选择"回归"，可以将因子得分的结果保存到数据库用于后期分析（图 8-5）。

（6）点击图 8-1 中的"选项"，给出缺失值处理办法。可以根据需求选择，在"系数显示格式"中选择"禁止显示小系数"；绝对值可以自己设定，如 0.45，在因子载荷系数小于 0.45 时将不显示，而只显示大于 0.45 的系数，这样可以使结果表格看上去更简洁（图 8-6）。至于载荷系数小于多少时不显示，可自行设定，0.45 是相对较高的界值。

（7）回到图 8-1 页面，点击"确定"，程序运行，在"输出"窗口报告结果。在运行程序前可以先点击"粘贴"，将程序语句保存下来，这是一个好习惯。

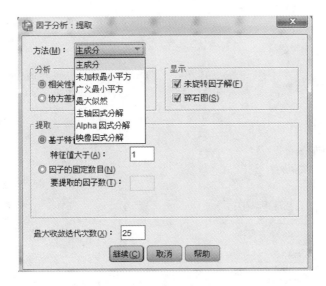

图 8-3　因子提取方法选择

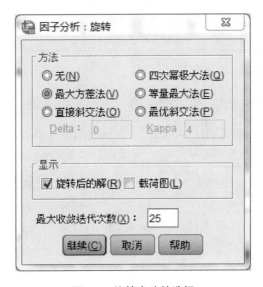

图 8-4　旋转方法的选择

二、探索性因子分析结果解读

1. KMO 和巴特利特球形检验

第七章我们介绍过这个检验的作用，其目的是确定数据是否适合进行因子分析。此例中 KMO 统计量为 0.741，符合因子分析的条件。球形检验结果为 $\chi^2 = 2947.682$，$df = 171$，$P < 0.001$，可以认为各变量之间不独立，适合做因子分析（表 8-1）。

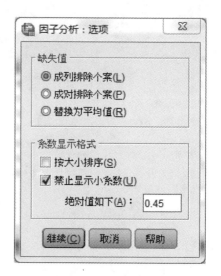

图 8-5　因子得分　　　　　　　　　图 8-6　其他选项的选择

表8-1　KMO 和巴特利特检验结果

项目		结果
KMO 取样适切性量数		0.741
巴特利特球形度检验	近似卡方	2947.682
	自由度	171
	显著性	0.000

2. 公因子方差结果

在采用主成分分析法时，探索性因子分析的公因子方差初始值均设为 1。"提取"列是因子分析之后所抽取的共性方差，亦即公因子对每一个观测指标的方差的解释程度，该值越大越好，如果该值较低，提示这个题项与其他题项的共同特质较少，可以考虑删除。

本例中除 C10D 这道题目外，所有题项的公因子方差都大于 0.5。C10D 这道题的公因子方差只有 0.208，提示可以删除（表 8-2）。

表8-2　SPSS探索性因子分析公因子方差结果

	初始	提取
我会留意一些关于如何服用降压药的信息 C10D	1.000	0.208
在确诊之前，我就觉得我很有可能患高血压 C11A	1.000	0.734
我觉得我比一般人更容易患高血压 C11B	1.000	0.771
如果患上高血压，会出现头晕等症状 C11C	1.000	0.579
如果患上高血压，可能会发生中风 ªC11D	1.000	0.586
高血压患者如果血压控制不好，会导致多种并发症 C11E	1.000	0.575
吃降压药可以控制血压 C12A	1.000	0.637
吃降压药可以降低发生中风的风险ª C12B	1.000	0.619
吃降压药可以改善头晕等症状 C12C	1.000	0.636
医生建议我吃降压药 C12D	1.000	0.761
家人和朋友建议我吃降压药 C12E	1.000	0.867
身边的高血压患者建议我吃降压药 C12F	1.000	0.824
我担心吃降压药有副作用 C12G	1.000	0.507
我觉得降压药的吃药方式太复杂 C12H	1.000	0.651
高血压药物的报销比例太低 C12I	1.000	0.803
降压药太贵 C12J	1.000	0.791
我觉得我一定能够按照医生要求规律服药 C12K	1.000	0.729
我觉得我绝对不会忘记按时服药 C12L	1.000	0.709
即使血压连续一段时间正常，我也一定会坚持服药 C12M	1.000	0.718

提取方法：主成分分析法。
ª 中风，即卒中。

3．特征值与解释程度及碎石图

在前述分析方法中指定特征值大于 1 为抽取标准，本例中有 6 个特征值大于 1，故析出 6 个因子。初始特征值方差百分比体现了每个因子的贡献大小，累计方差百分比到 6 个因子时达到 69.7%，解释比例还不错，可以认为问卷的结构效度良好。如果累积解释比例较低，如 50% 或 60%，认为结构效度不佳。主成分分析法的特点是有多少个题项就有多少个主成分，本例只是从第 7 个主成分开始已经没有意义（表 8-3）。

表8-3　因子分析的特征值和累计方差百分比

成分	初始特征值			提取载荷平方和			旋转载荷平方和		
	总计	方差百分比	累积方差百分比	总计	方差百分比	累积方差百分比	总计	方差百分比	累积方差百分比
1	3.985	22.139	22.139	3.985	22.139	22.139	2.497	13.870	13.870
2	2.332	12.954	35.093	2.332	12.954	35.093	2.281	12.670	26.540
3	2.161	12.006	47.100	2.161	12.006	47.100	2.245	12.471	39.011
4	1.650	9.166	56.266	1.650	9.166	56.266	2.096	11.646	50.657
5	1.379	7.663	63.929	1.379	7.663	63.929	1.732	9.624	60.281
6	1.042	5.787	69.716	1.042	5.787	69.716	1.698	9.435	69.716
7	0.880	4.888	74.604						
8	0.657	3.651	78.255						
9	0.630	3.499	81.754						
10	0.556	3.086	84.840						
11	0.495	2.750	87.590						
12	0.423	2.349	89.939						
13	0.395	2.195	92.134						
14	0.384	2.131	94.265						
15	0.319	1.774	96.038						
16	0.314	1.746	97.785						
17	0.232	1.290	99.074						
18	0.167	0.926	100.000						

提取方法：主成分分析法。

此表为删去了C10D题项后，重新做因子分析的结果。

碎石图，也称陡坡图，是用图示的方法帮助分析者决定因子数目。其横轴是因子，第一个因子列在最前面；纵轴是特征值，将每一个特征值连线形成一个陡坡，在陡坡突然变缓的点或者形象地描述为"胳膊肘的拐点"，上臂对应的因子建议保留，前臂对应的因子删除。但有时图示并不是十分明显，例如本例的"拐点"就不明显，因此仍然采纳特征值大于1者保留的结果（图8-7）。有时也会出现依据特征值决定的因子数和依据碎石图决定的因子数不一致的情况，需要分析者根据因子载荷的结果来综合判断，通常选择从理论上好解释的结果。

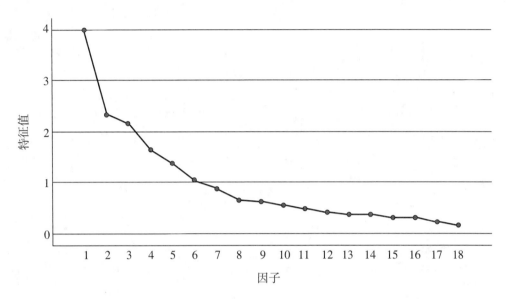

图 8-7　探索性因子分析的碎石图

4．旋转后的成分矩阵

在探索性因子分析的结果中会给出原始的成分矩阵，但是由于这个矩阵用来判断因子与题项的关系不太直观，因此通常采用旋转后的成分矩阵来判断。本例采用方差最大的正交旋转法，得到表 8-4 的矩阵。为了方便读者，我们将载荷系数较大的加粗显示。可以看出，C10D 这道题目在 6 个因子上的载荷系数都很小，提示这个题项与各个因子的关系都不密切，这与前面公因子共性方差的内涵是一致的，同样提示此题可以删去。

表8-4　19个题项进行因子分析的旋转后成分矩阵[a]

	成分					
	1	2	3	4	5	6
我会留意一些关于如何服用降压药的信息 C10D	0.282	0.279	0.025	0.113	0.044	0.187
在确诊之前，我就觉得我很有可能患高血压 C11A	0.091	0.126	0.109	−0.125	0.024	**0.826**
我觉得我比一般人更容易患高血压 C11B	0.161	0.049	0.024	−0.054	0.180	**0.841**
如果患上高血压，会出现头晕等症状 C11C	−0.005	−0.077	0.250	0.123	**0.686**	0.159
如果患上高血压，可能会发生脑卒中[b] C11D	0.076	−0.028	−0.113	0.299	**0.670**	0.169
高血压患者如果血压控制不好，会导致多种并发症 C11E	0.029	0.196	0.008	0.320	**0.653**	−0.088
吃降压药可以控制血压 C12A	0.106	0.229	0.022	**0.693**	0.229	−0.200
吃降压药可以降低发生中风的风险[b] C12B	0.115	0.025	0.037	**0.751**	0.189	0.063
吃降压药可以改善头晕等症状 C12C	0.098	0.138	−0.020	**0.741**	0.223	−0.097
医生建议我吃降压药 C12D	**0.850**	0.118	0.004	0.113	0.108	0.011
家人和朋友建议我吃降压药 C12E	**0.910**	0.149	0.009	0.077	0.013	0.099
身边的高血压患者建议我吃降压药 C12F	**0.879**	0.172	0.067	0.064	−0.033	0.114
我担心吃降压药有副作用 C12G	−0.055	0.020	**0.601**	0.298	−0.125	0.194
我觉得降压药的吃药方式太复杂 C12H	−0.104	−0.094	**0.618**	0.260	−0.296	0.306
高血压药物的报销比例太低 C12I	0.144	0.134	**0.841**	−0.161	0.168	−0.039
降压药太贵 C12J	0.070	0.089	**0.828**	−0.159	0.244	−0.090
我觉得我一定能够按照医生要求规律服药 C12K	0.139	**0.824**	0.087	0.134	0.075	0.009
我觉得我绝对不会忘记按时服药 C12L	0.119	**0.827**	0.067	0.030	0.020	0.069
即使血压连续一段时间正常，我也一定会坚持服药 C12M	0.162	**0.820**	−0.009	0.119	−0.040	0.055

提取方法：主成分分析法。
旋转方法：凯撒正态化最大方差法。
a. 旋转在 7 次迭代后已收敛。
b. 中风，即卒中。

将 C10D 这道题删除后又进行了一次探索性因子分析，并对载荷系数小于 0.45 者选择不显示，由此得到的矩阵如表 8-5 所示，内容更简洁。

表8-5　18个题项进行因子分析的旋转后成分矩阵ᵃ（载荷小于0.45不显示）

	成分					
	1	2	3	4	5	6
在确诊之前，我就觉得我很有可能患高血压 C11A						0.835
我觉得我比一般人更容易患高血压 C11B						0.850
如果患上高血压，会出现头晕等症状 C11C					0.687	
如果患上高血压，可能会发生中风ᵇ C11D					0.675	
高血压患者如果血压控制不好，会导致多种并发症 C11E					0.655	
吃降压药可以控制血压 C12A				0.700		
吃降压药可以降低发生中风的风险ᵇ C12B				0.751		
吃降压药可以改善头晕等症状 C12C				0.746		
医生建议我吃降压药 C12D	0.852					
家人和朋友建议我吃降压药 C12E	0.910					
身边的高血压患者建议我吃降压药 C12F	0.879					
我担心吃降压药有副作用 C12G			0.606			
我觉得降压药的吃药方式太复杂 C12H			0.622			
高血压药物的报销比例太低 C12I			0.839			
降压药太贵 C12J			0.825			
我觉得我一定能够按照医生要求规律服药 C12K		0.823				
我觉得我绝对不会忘记按时服药 C12L		0.829				
即使血压连续一段时间正常，我也一定会坚持服药 C12M		0.822				

提取方法：主成分分析法。
旋转方法：凯撒正态化最大方差法。
a. 旋转在 9 次迭代后已收敛。
b. 中风，即卒中。

5．因子得分

本例勾选了将因子得分保存下来的选项。因此在分析结束时，在数据库中增加 FAC1_1 等 6 个因子得分变量（图 8-8）。这些变量可以留作进一步分析时使用。

三、问卷题项的筛选与因子的命名

1．从信度和效度角度进行题项筛选的方法

在问卷研究过程中，探索性因子分析的结果可以辅助研究者进行问卷题项筛选的决策。但是由于题项筛选是一个综合决策的过程，因此需要结合其他信度和效度分析乃至题项的区分度来最终决策。最常用的方法是将探索性因子分析和同

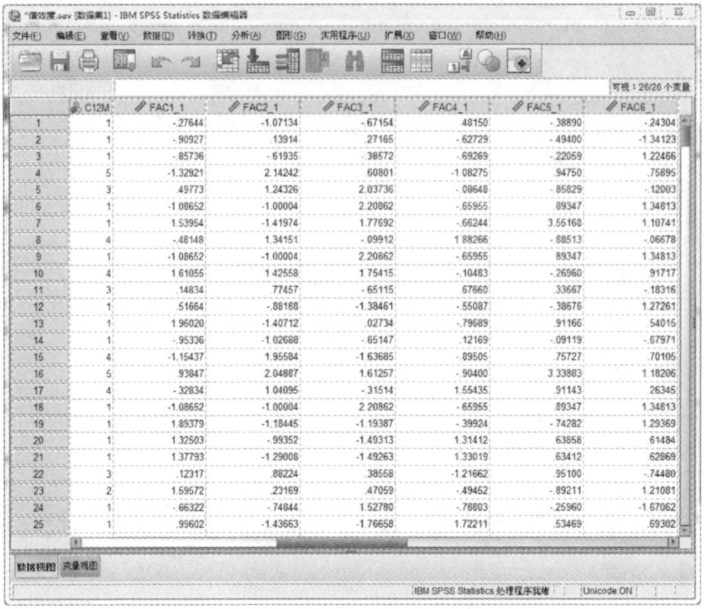

	C12M	FAC1_1	FAC2_1	FAC3_1	FAC4_1	FAC5_1	FAC6_1
1	1	-.27644	-1.07134	-.67154	.48150	-.38890	-.24304
2	1	-.90927	.13914	.27165	-.62729	-.49400	-1.34123
3	1	-.85736	-.61935	-.38572	-.69269	-.22059	1.22466
4	5	-1.32921	2.14242	.60801	-1.08275	.94750	.75895
5	3	.49773	1.24326	2.03736	-.08648	-.85829	-.12003
6	1	-1.08652	-1.00004	2.20862	-.65955	.89347	1.34813
7	1	1.53954	-1.41974	1.77692	-.66244	3.55168	1.10741
8	4	-.48148	1.34151	-.09912	1.88266	-.88513	-.06678
9	1	-1.08652	-1.00004	2.20862	-.65955	.89347	1.34813
10	4	1.61055	1.42558	1.75415	-.10483	-.26960	.91717
11	3	.14834	.77457	-.65115	.67660	.33667	-.18316
12	1	.51664	-.88188	-1.38461	-.55087	-.38676	1.27261
13	1	1.96020	-1.40712	.02734	-.79689	.91166	.54015
14	1	-.95336	-1.02688	-.65147	.12169	-.09119	-.67971
15	4	-1.15437	1.95584	-1.63685	-.89505	.75727	.70105
16	5	.93847	2.04887	1.61257	-.90400	3.33883	1.18206
17	4	-.32834	1.04095	-.31514	1.55435	.91143	.26345
18	1	-1.08652	-1.00004	2.20862	-.65955	.89347	1.34813
19	1	1.89379	-1.18445	-1.19387	-.39924	-.74282	1.29369
20	1	1.32503	-.99352	-1.49313	1.31412	.63858	.61484
21	1	1.37793	-1.29008	-1.49263	1.33019	.63412	.62869
22	3	.12317	.88224	.38558	-1.21662	.95100	-.74480
23	2	1.59572	.23169	.47059	-.49452	-.89211	1.21081
24	1	-.66322	-.74844	1.52780	-.78803	-.25960	-1.67062
25	1	.99602	-1.43663	-1.76658	1.72211	.53469	.69302

图 8-8 因子得分

质性信度分析结合起来进行评判。

在第七章第三节我们介绍过，前述探索性因子分析的问卷在设计之初是依据健康信念模式来设计的，也就是说我们预设了该模式所包含的 6 方面因素，即感知到疾病的易感性、感知到疾病的严重性、感知到采纳行为的益处、感知到采纳行为的障碍、自我效能（个体执行行为的自信心）、提示因素（诱发行为发生的因素），但是我们不能确定每一个题项都有效。到底是先做可靠性分析还是先做探索性因子分析呢？有两种办法可供参考。第一，由于我们有预设，所以在进行可靠性分析的时候就可以按照 6 个亚量表的方式来处理，如第七章第三节已经进行了 4 道题的分析，且建议删除 C10D；强烈不建议把所有的题项放在可靠性分析中计算所有题目的 α 系数，因为没有意义，本例 19 道题的 α 系数为 0.775，且任一题目被删除都不会提高量表的 α 系数，这样的结果没有任何参考价值。第二，如果我们对这些题项归属于哪个因子“心里没数”，也可以先进行探索性因子分析，在初步得出因子后再进行可靠性分析。本例中，探索性因子分析提示删除 C10D，删除后经过 6 个因子的可靠性分析，α 系数分别为：提示因素 0.891，感知到益处 0.748，感知到严重性 0.616，自我效能 0.813，感知到障碍 0.715，感知到易感性 0.761（见表 8-6）。

事实上，很多问卷题项的筛选要比本书举的例子复杂得多，题项筛选本身就是一个需要反复尝试、推敲，综合考虑各方面因素的过程。在有理论框架的前提下，每个概念（因素）下最初尽可能有 5 ~ 8 个题项，这样如果题项的表现不好，可以有筛选的空间，以便最终能留下 3 ~ 5 个有效题项，或至少 2 ~ 3 个有效题项进行后续的分析。

2. 因子命名

在探索性因子分析后，需要对析出的因子进行命名，通常从题项的内容角度来命名。在本书举的例子中，因子分析结果发现，6 个因子恰好与健康信念模式的 6 个要素相吻合，因此可以直接采用健康信念模式的要素名称来命名 6 个因子。表 8-6 给出了因子命名，并展示了问卷的探索性因子分析和同质性信度分析的综合结果。

表8-6　患者服药行为健康信念模式问卷的信度和效度分析整理

题项	因子	特征值	贡献率	α
C12D. 医生建议我吃降压药	1. 提示因素	3.985	22.139	0.891
C12E. 家人和朋友建议我吃降压药				
C12F. 身边的高血压患者建议我吃降压药				
C12K. 我觉得我一定能够按医生的要求规律服药	2. 自我效能	2.332	12.954	0.813
C12L. 我觉得我绝对不会忘记按时服药				
C12M. 即使血压连续一段时间正常，我也一定会坚持服药				
C12G. 我担心吃降压药会有副作用	3. 感知到障碍	2.161	12.006	0.715
C12H. 我觉得降压药的吃药方式太复杂				
C12I. 高血压药物的报销比例太低				
C12J. 降压药太贵				
C12A. 吃降压药可以控制血压	4. 感知到益处	1.650	9.166	0.748
C12B. 吃降压药可以降低发生中风的风险[a]				
C12C. 吃降压药可以改善头晕等症状				
C11C. 如果患上高血压，会出现头晕等症状	5. 感知到严重性	1.379	7.663	0.616
C11D. 如果患上高血压，可能会发生中风[a]				
C11E. 高血压患者如果血压控制不好，会导致多种并发症				
C11A. 在确诊之前，我就觉得我很有可能患高血压	6. 感知到易感性	1.042	5.787	0.761
C11B. 我觉得我比一般人更容易患高血压				

[a] 中风，即卒中。

第二节　验证性因子分析的软件实现

验证性因子分析需要依托可以进行结构方程建模的软件来进行，目前此类软件有很多,例如 LISREL、Mplus、AMOS、EQS、R 等,其中最常用的是 LISREL 和 Mplus。进行验证性因子分析,建议样本量至少为观测变量数目的 5 倍以上,最好是 10 倍以上,且一般情况下至少需要 200 个样本。

一、运用 LISREL8.70 进行验证性因子分析

(一)LISREL8.70 简介

LISREL 是专门进行结构方程建模的软件,功能强大,可以处理分类数据,学者们经常使用 LISREL 进行验证性因子分析。本书采用 LISREL8.70 版本,该版本是英文版,性能稳定。最近新出现了 LISREL 的中文版,其性能有待使用者们检验,希望中文版的出现可以使 LISREL 对中文操作环境更友好。

LISREL 软件中有 3 种编程语言:PRELIS 用来做数据处理或简单运算,比如做一些回归分析、计算一个样本的协方差矩阵;LISREL 是一种矩阵编程语言,它用矩阵的方式来定义观测变量与潜变量以及潜变量之间的关系,然后采用一个估计方法进行模型拟合;SIMPLIS 是一种简化的结构方程编程语言。LISREL 还有一个通过图形来建立结构方程模型的办法——Path Diagram,先画出图,然后生成语句再运行。

表 8-7 列出 LISREL 常用文件的扩展名及用途,以便读者迅速了解这个软件。

表8-7 LISREL的文件扩展名及用途

扩展名	文件类型	用途
*.ls8	LISREL 语法文件	执行 LISREL 分析
*.spl	SIMPLIS 语法文件	执行 SIMPLIS 分析
*.pth	LISREL 路径文件	存放 LISREL 执行完毕后的路径
*.pr2	PRELIS 语法文件	执行 PRELIS 分析
*.out	LISREL 结果文件	存放 LISREL 执行完毕的报表
*.psf	PRELIS 数据文件	存放预处理的数据库
*.dat	原始数据文件	存放待分析的原始数据
*.cor	相关矩阵档	存放待分析的相关矩阵数据
*.cov	共变矩阵档(协方差矩阵档)	存放待分析的共变矩阵数据
*.dsf	LISREL 数据文件	存放 LISREL 的数据库
*.lab	卷标文件	存放各变项的卷标数据
*.wmf	LISREL 路径文件经转换后的图形文件	可以复制到 WORD 软件中使用

(二)PRELIS 数据准备过程

1. 外部数据准备

建议将 LISREL8.70 安装在 C 盘之下,Program Files 下会产生 lisrel870 的文

件夹，在此文件夹内新建一个英文文件夹，例如 sem。由于 LISREL8.70 在英文环境下运行，强烈建议在相关的文件夹名称、文件名称中不出现中文，否则在运行中可能出现各种各样的不运行或出错情况。将所要分析的数据库（如 cfa.sav）放在 sem 文件夹中待用。尽管 LISREL 的 PRELIS 预处理功能较强，但还是建议对数据事先做整理，这个数据文件应该只包括需要分析的变量，而尽量不包括其他无关的变量，以方便后面使用。

2．导入数据

我们通常从 Excel 或 SPSS 导入数据。步骤：开启 LISREL8.70，在执行工作栏点开 "File"，然后选择 "Import External Data in Other Formats"，出现 "打开"对话框（图 8-9）。选好 "查找范围"中的文件夹 sem，在 "文件类型"中选择要导入的文件的类型，文件夹中此类型的文件会出现。选择需要的文件 cfa.sav，单击 "打开"，会立刻弹出一个 "另存为"对话框，文件的保存类型默认为 *.psf。填写文件名，例如 cfa（请注意文件的路径中不要有中文，不要太长，变量的名称不能是中文，不能超过 8 个字符），单击 "保存"，数据库 cfa.psf 就被打开了，同时在 sem 文件夹中生成这个文件。以后再用，就可以直接打开这个文件。

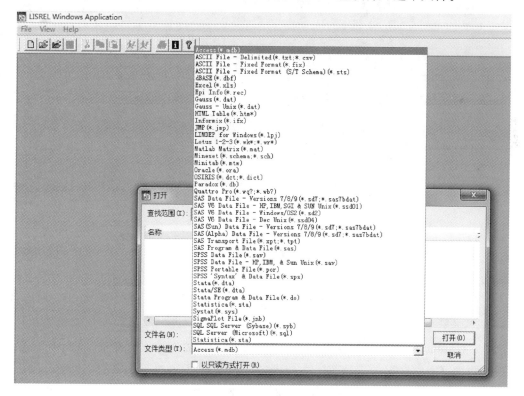

图 8-9 LISREL 外部数据库读取窗口

3. 数据的预处理

PRELIS 的功能其实很强大，可以完成数据的变换、缺失值的处理以及基本的统计分析工作。我们在这里仅介绍为完成验证性因子分析所必须进行的预处理工作。

（1）变量定义：在打开的 cfa.psf 中，在数据列变量名称上如 C11B 单击右键，选择"Define Variables"（定义变量）；在 Data 的下拉菜单中也可以找到这个命令。另外，也可以执行删除变量（Delete Variables）的操作，如本数据库中的变量 ID 是个人编码，C10D 也是我们在探索性因子分析和信度分析中被删除的变量，对于验证性因子分析没有任何价值，可以删去。也可以插入变量（Insert Variable），但实际工作中很少用这个功能（图 8-10）。

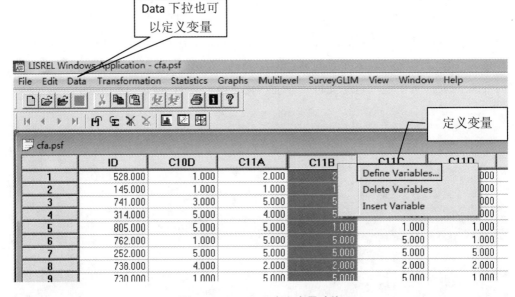

图 8-10　PRELIS 定义变量功能

单击"Define Variables"后，页面会出现"Define Variables"的对话框。对话框提供了多种功能，如重新命名（Rename）、变量类型定义（Variable Type）、缺失值定义（Missing Values）等，可以选择一个或者几个变量进行操作（图 8-11）。最基本也最重要的是用"Variable Type"对变量类型进行定义，变量类型有 5 种选择：Ordinal 是分类变量或等级变量，Continuous 是连续数值变量，Censored 是截尾数据（上端截尾、下端截尾或者两端截尾）。根据调查问卷中的变量类型来进行选择，并且勾选"Apply to all"可以将这个操作应用到所有变量（个别不同类

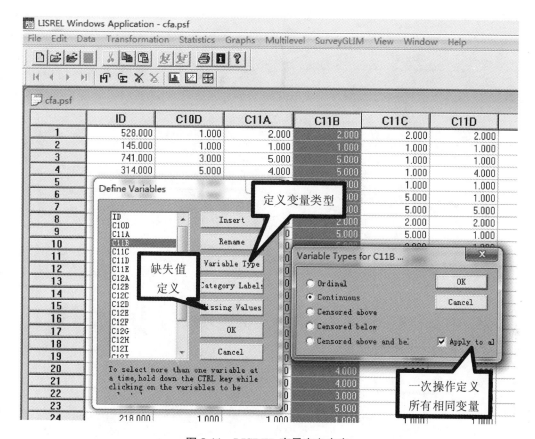

图 8-11 LISREL 变量定义内容

型的变量再单独处理）（图 8-11）；一般李克特 5 档计分的题项可以近似为连续变量，故定义为"Continuous"（数值变量）。两个对话框的"OK"都单击后，数据库的预处理就完成了，工具栏磁盘的图标会点亮出现小红点，提示要及时对预处理的数据进行存盘。

（2）矩阵的输出：矩阵数据准备好后，在执行工具栏点击"Statistics"（统计），从下拉菜单中选择"Output Options"（输出选择）（图 8-12）。在 Moment Matrix（矩阵）下拉菜单中选择"Covariances"（协方差矩阵），或根据需要选择其他选项，其中协方差矩阵和相关矩阵（Correlations）最常用。勾选"Save to file"（保存文件到），输入 cfa.cov 作为协方差矩阵的文件名，勾选"LISREL system data"（LISREL 系统数据）、"Save the transformed data to…"，输入与数据文件一致的文件名 cfa.dsf，点击"OK"（图 8-12）。

在 Output 窗口也可以选择 Asymptotic Covariance Matrix（渐近协方差矩阵），在 Save to file 复选框中打上勾，输入 cfa.acm 作为渐近协方差矩阵的文件名

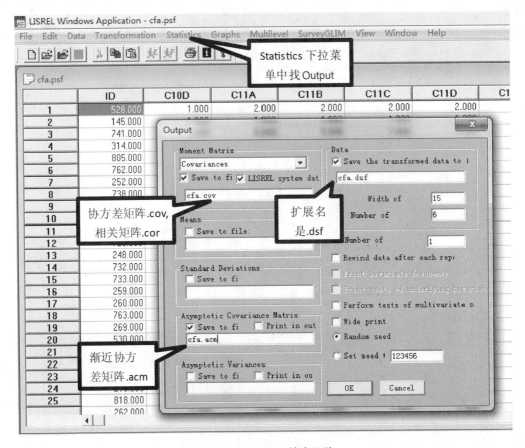

图 8-12　PRELIS 输出矩阵

（图 8-12）。这个矩阵的输出是 LISREL 的一个特色，当数据类型中存在分类变量时，需要采用渐近协方差矩阵进行模型估计。

　　操作完成后，将在 OUT 窗口显示矩阵，且系统在与数据文件相同目录下产生并保存了 .cov 文件或 .cor 文件、.dsf 文件和 .acm 文件。

　　（三）建立验证性因子分析的结构方程模型

1. 选择建立方法——以 Path Diagram 为例

　　在执行工具栏点击 "File"，在其下拉菜单中点击 "New"（新建）会出现窗口，显示 LISREL 的五大操作接口：① Syntax only（语句）；② PRELIS Data（预处理数据）；③ SIMPLIS Project（SIMPLIS 简单语法建模）；④ LISREL Project（LISREL 语法建模）；⑤ Path Diagram（路径图建模）（图 8-13）。初学者可以采用 Path Diagram 来建立路径图，因为这种方法形象、直观、易操作。熟练者也可以采用 SIMPLIS 或 LISREL 建模的语法直接写语句建立模型。点击 Path Diagram 后立刻弹出"保存为"的对话框，输入与之前协方差矩阵相同的文件名"cfa.pth"，然后单击"保存"。

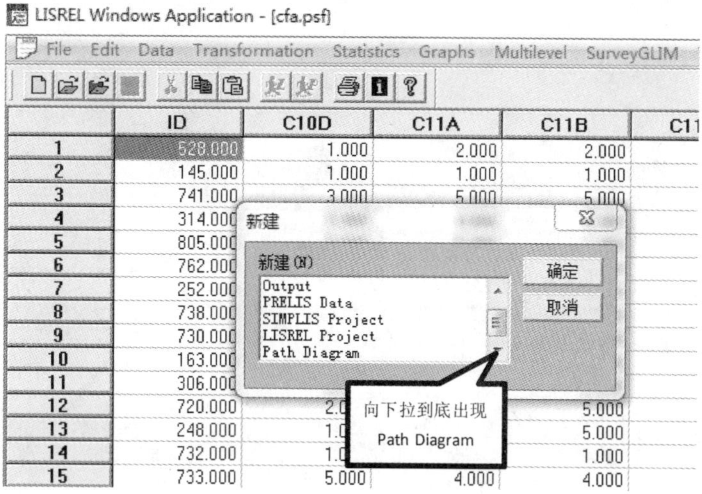

图 8-13　LISREL 新建窗口（图中仅显示了 4 个操作接口）

2．读取变量和数据

点击执行工具栏中的"Setup"（创建），选择"Title and Contents"（题目和内容），填入名称，也可以空白，主要作用是在结果中给自己一点儿提示。点击"Next"，出现"Group Names"（组名），如果没有分组变量可以跳过；点击"Add/Read Variables"，在"Read from…"下拉菜单中选择"PRELIS System Files"，选择 PRELIS 预处理步骤中保存的".psf"文件，依次点击"打开"和"OK"，读取变量和数据。

（1）观测变量读取：有两种方式可以读取数据库 cfa.psf 中的变量名（图 8-14 和图 8-15）。

（2）添加潜变量的变量名：点击图 8-14 中"Add Latent Variables"，出现"Add Variables"，依次输入所有潜变量名称，输入的顺序最好与观测变量的顺序相一致，这样可以避免在结果输出图中出现箭头交叉杂乱的现象（图 8-16）。潜变量名称尽量不要超过 8 个字符，尽量用英文，也可以用中文，此处是接受中文的。潜变量名称及含义见表 8-8。然后点击"Next"，会出现"Data"窗口。

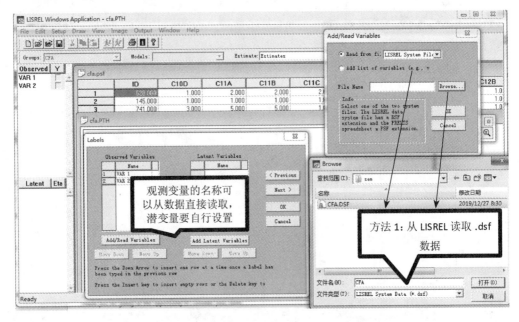

图 8-14　Path Diagram 方式下读取 LISREL 系统数据

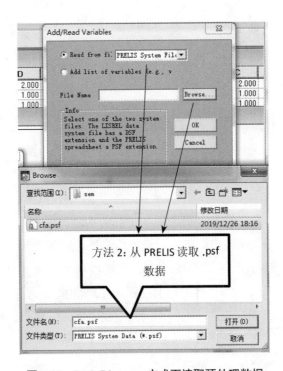

图 8-15　Path Diagram 方式下读取预处理数据

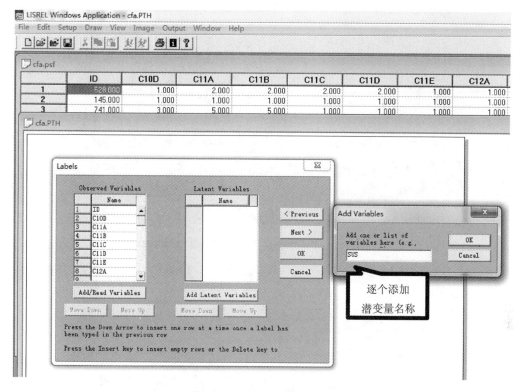

图 8-16　Path Diagram 方式下手动添加潜变量名称

表8-8　潜变量名称命名及对应的观测变量

潜变量	命名来源	中文含义	观测变量			
SUS	Perceived Susceptibility	感知到（疾病）易感性	C11A	C11B		
SEVE	Perceived Severity	感知到（疾病）严重性	C11C	C11D	C11E	
BENE	Perceived Benefits	感知到（行为）益处	C12A	C12B	C12C	
CUES	Cues to action	提示因素	C12D	C12E	C12F	
BARRI	Perceived Barriers	感知到（行为）障碍	C12G	C12H	C12I	C12J
EFFICACY	Self-efficacy	自我效能	C12K	C12L	C12M	

（3）读取协方差数据：在 Data 窗口的"Statistics"下拉菜单中选择"Covariances"，点击"Browse"，选取".dsf"系统文件（图 8-17），或者".cov"外部文件（图 8-18），在"Number of"中输入样本量，在"Matrix to be"下拉菜单中选择"Covariances"，点击"OK"。

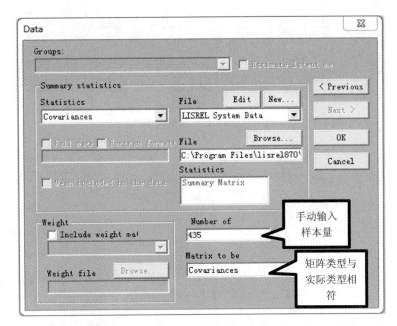

图 8-17　Path Diagram 方式下通过系统数据读取协方差矩阵

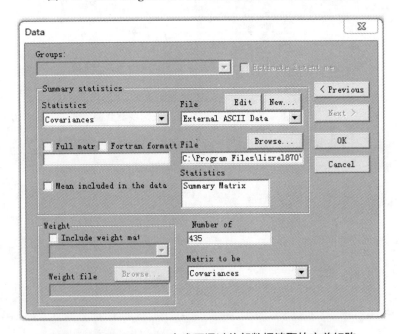

图 8-18　Path Diagram 方式下通过外部数据读取协方差矩阵

3．创建潜变量和观测变量的关系

回到 Path Diagram 窗口，窗口最左边上方是观测变量的名称，下方是潜变量的名称。由于我们仅仅演示验证性因子分析的步骤，不涉及结构模型，因此不会有"下游"变量"Y"和"Eta"，所以变量名旁边的空格不需要勾选。用鼠标将各个变量拖到窗口中，成功拖入的变量所在位置会颜色加深，不纳入分析的变量不变色（例如 ID）。观测变量拖入窗口后用矩形表示，潜变量拖入窗口后用椭圆表示（图 8-19）。

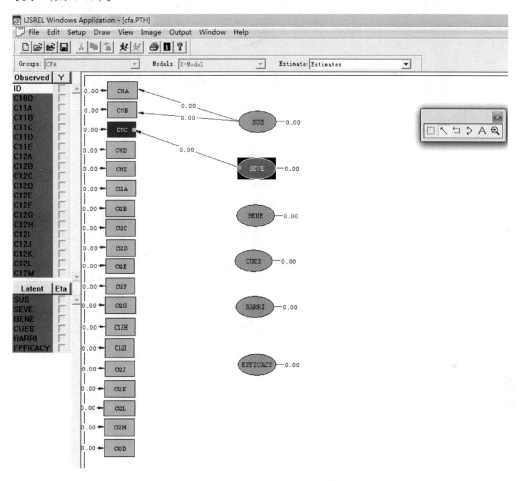

图 8-19　Path Diagram 下建立潜变量与观测变量之间的关系

变量全部拖入后，需要建立潜变量和观测变量之间的关系。在右上方有许多图标的方框中选中箭头图标，用箭头连接变量。注意箭头方向应从潜变量开始，至观测变量为止，选中的箭头起始端的潜变量会变色，箭头末端落到的观测变量也会变色，只有这样才有效。

4．建立 SIMPLIS 或者 LISREL 语句

在执行工具栏点击"Setup"，可以选择"Build LISREL Syntax"语句（F4）或者"Build SIMPLIS Syntax"（F8）。

（1）建立 LISREL 语句：选择"Build LISREL Syntax"或直接按 F4 也可以。弹出语法窗口，全选后运行（图 8-20）。

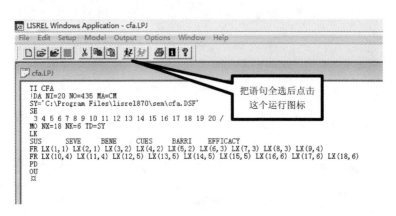

图 8-20　LISREL 语法文件

图 8-21 介绍了图 8-20 中 LISREL 语法的含义，括号中的内容为作者的解释。

TI CFA　　　　　　　　　　　　　　　　　　　　　　（整个语法的标题，意为 title ***）
!DA NI=20 NO=435 MA=CM（数据指令行：DA 意为 data；NI 即 number of input variables，指观测
　　　　　　　　　　变量的个数，本例是 20 个；NO 即 number of observations，指样本量，本
　　　　　　　　　　例为 435；MA=CM 意为 Matrix 是 covariance matrix，本例采用协方差矩阵 ）
SY='C:\Program Files\lisrel870\sem\cfa.DSF'　　　　　　　　（表明数据来源位置）
SE　　　　　　　　　　　　　　　　　　（本例中纳入分析的变量是第 3 个至第 20 个）
 3 4 5 6 7 8 9 10 11 12 13 14 15 16 17 18 19 20 /
MO NX=18 NK=6 TD=SY　　（模型指令行：MO 意为 Model；NX 即 number of X，指外源观测变量数目，
　　　　　　　　　　本例为 18 个（数据库中前两个变量 ID 和 IC10D 没纳入分析）；NK=6 意为外源潜
　　　　　　　　　　变量数目为 6 个；TD=SY 意为矩阵格式为对称矩阵）
LK　　　　　　　　　　　　　　　　　　　　　　　　（外源潜变量的名称）
SUS　　　SEVE　　　BENE　　　CUES　　　BARRI　　　EFFICACY
FR LX(1,1) LX(2,1) LX(3,2) LX(4,2) LX(5,2) LX(6,3) LX(7,3) LX(8,3) LX(9,4)
FR LX(10,4) LX(11,4) LX(12,5) LX(13,5) LX(14,5) LX(15,5) LX(16,6) LX(17,6) LX(18,6)
　　　　　　　　　　　　　　　　　（模型指令行：FR=Free，自由估计因子载荷；LX（1,1）
　　　　　　　　　　　　　　　　　是第一个观测变量与第一个潜变量的因子载荷 λ_{11}，以此
　　　　　　　　　　　　　　　　　类推）
PD　　　　　　　　　　　　　　　　　　（输出指令行，PD 要求输出 path diagram）
OU　　　　　　　　　　　　　　　　　　（输出指令行，OU 要求输出 output 默认报表，
　　　　　　　　　　　　　　　　　　　更多输出内容可以自行选择）

图 8-21　LISREL 语法文件释义

（2）建立 SIMPLIS 语句：选择"Build SIMPLIS Syntax"或直接按 F8 也可以。弹出语法窗口，全选后运行（图 8-22）。

与 LISREL 语句相比，SIMPLIS 语句的确更简单，更容易理解。

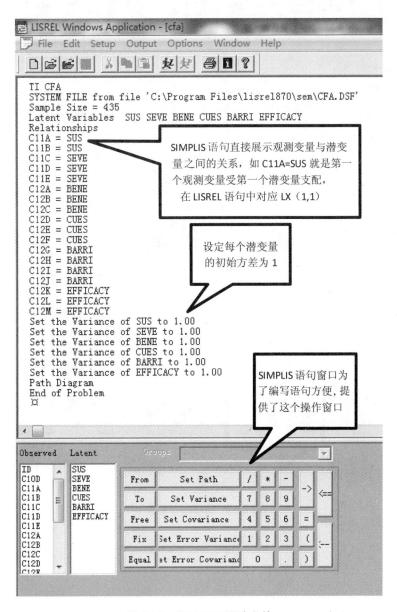

图 8-22　SIMPLIS 语法文件

5．查看结果

（1）路径图结果：在 Path Diagram 窗口可以查看路径图的分析结果（图 8-23）。

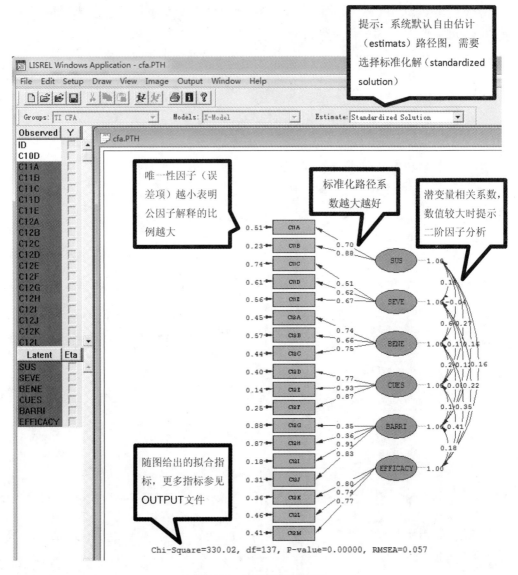

图 8-23　路径图结果展示

Modification Indices 是模型修正选项，可以展示出对因子结构的修改建议，但是否修改需要结合理论来决定（图 8-24）。

（2）OUTPUT 结果：在 OUT 窗口可以查看各项拟合指标。程序正常执行后会自动产生 cfa.out 文件，即结果文件，里面包含很多内容。如果程序出现错误，会提示报错。在正常完成验证性因子分析后，OUTPUT 文件中会有 LPJ 执行的语

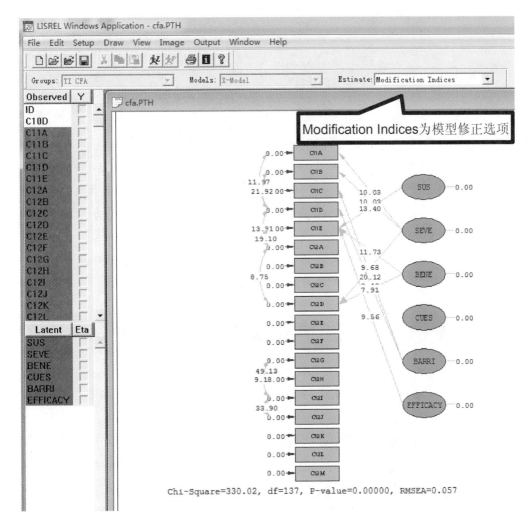

图 8-24　模型修正选项下展示的路径图

句，观测变量、潜变量等的个数，样本量，协方差矩阵，参数说明，迭代次数、参数估计、残差分析、拟合优度指标等。限于篇幅在此不罗列，感兴趣的读者可以仔细琢磨。

拟合优度指标通常是大家最关心的指标，种类很多，参见图 8-25 选择其中重要的指标用来报告即可（拟合优度指标的解释参见第七章）。根据 Bentler（1990）的建议标准，$\chi^2/df \leqslant 3.0$、CFI $\geqslant 0.90$、GFI $\geqslant 0.85$、RMSEA $\leqslant 0.05$ 则表明该模型的拟合程度是可接受的。本例中各拟合优度指标均表明模型可接受。

```
                    Goodness of Fit Statistics

                         Degrees of Freedom = 137
                Minimum Fit Function Chi-Square = 329.67 (P = 0.0)
 Normal Theory Weighted Least Squares Chi-Square = 330.02 (P = 0.0)
             Estimated Non-centrality Parameter (NCP) = 193.02
          90 Percent Confidence Interval for NCP = (143.63 ; 250.12)

                     Minimum Fit Function Value = 0.76
             Population Discrepancy Function Value (F0) = 0.44
             90 Percent Confidence Interval for F0 = (0.33 ; 0.58)
          Root Mean Square Error of Approximation (RMSEA) = 0.057
        90 Percent Confidence Interval for RMSEA = (0.049 ; 0.065)
          P-Value for Test of Close Fit (RMSEA < 0.05) = 0.071

              Expected Cross-Validation Index (ECVI) = 1.00
          90 Percent Confidence Interval for ECVI = (0.89 ; 1.14)
                     ECVI for Saturated Model = 0.88
                    ECVI for Independence Model = 8.87

Chi-Square for Independence Model with 171 Degrees of Freedom = 3810.65
                      Independence AIC = 3848.65
                          Model AIC = 436.02
                        Saturated AIC = 380.00
                     Independence CAIC = 3945.08
                         Model CAIC = 705.01
                       Saturated CAIC = 1344.32

                      Normed Fit Index (NFI) = 0.91
                   Non-Normed Fit Index (NNFI) = 0.93
               Parsimony Normed Fit Index (PNFI) = 0.73
                  Comparative Fit Index (CFI) = 0.95
                  Incremental Fit Index (IFI) = 0.95
                    Relative Fit Index (RFI) = 0.89

                         Critical N (CN) = 235.88

                 Root Mean Square Residual (RMR) = 0.11
                        Standardized RMR = 0.057
                   Goodness of Fit Index (GFI) = 0.93
              Adjusted Goodness of Fit Index (AGFI) = 0.90
              Parsimony Goodness of Fit Index (PGFI) = 0.67
```

图 8-25   OUTPUT 文件中的拟合优度指标

二、其他软件的验证性因子分析

（一）应用 M*plus* 软件进行验证性因子分析

1. M*plus* 简介

M*plus* 软件比 LISREL 软件出现晚，但是功能强大，已成为构建结构方程模型的主流软件。M*plus* 可以分析各种变量类型的数据，而不像其他软件只能处理连续变量，另外对缺失值的处理方式也更多样。M*plus* 没有直接用图形建模的功能，所以入门稍难，需要自己编写语句，但是语句较 LISREL 简单很多。

2. 验证性因子分析语句

图 8-26 展示的是 M*plus* 窗口中的验证性因子分析语句，语句很容易读懂，并且带有中文注释，页面非常友好。

M*plus* 的数据文件只认 ASCII 文件，通常用 .dat 文件。M*plus* 用 "by" 来表达潜变量和观测变量的关系，例如 SUS by C11A C11B，表明潜变量 SUS 由 C11A 和 C11B 两个观测变量来决定。

Mplus 的模型估计方法默认为最大似然法，Mplus 还提供诸多估计方法以适应不同变量类型的分析需要。在验证性因子分析中，对于非正态分布数据可以采用稳健最大似然估计法（MLR），对于分类变量可以采用均值方差调整加权最小二乘法（WLSMV），有兴趣的读者可以自学。

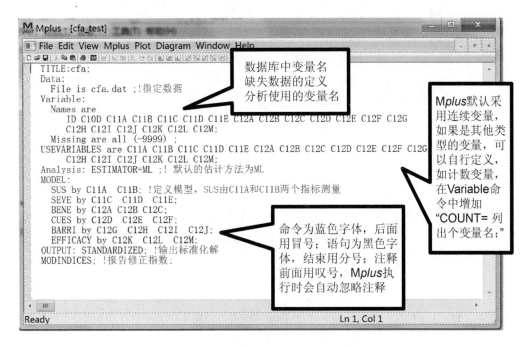

图 8-26　Mplus 软件的验证性因子分析语句

3．Mplus 拟合优度指标

图 8-27 结果显示，模型 χ^2 值 = 294.114，TLI = 0.920，CFI = 0.937，AIC = 23612.518，BIC = 23893.717，RMSEA = 0.058。根据拟合指数评价标准，该模型拟合较好。

4．Mplus 验证性因子分析结果

标准化的模型结果报告了各观测条目的因子载荷和各因子间的相关系数（图 8-28）。例如，SUS 由 C11A 和 C11B 两个条目测量，标准化因子载荷分别为 0.697 和 0.881，SEVE 和 SUS 因子间的相关系数为 0.180（$P = 0.017$）。

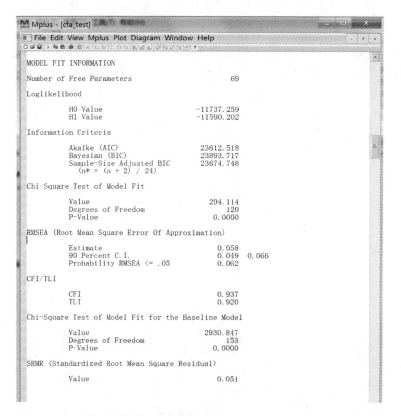

图 8-27　M*plus* 拟合优度指标

（二）R 语言的相关分析

1. R 语言简介

R 语言的功能很强大，其 lavaan 包可以进行结构方程模型分析。lavaan 的命名来自于 latent variable analysis，由每个单词的前两个字母组成，即 la-va-an——lavaan。lavaan 语法简洁易懂、上手快，支持非正态分布、连续数据，可以处理缺失值。

2. 利用 lavaan 进行验证性因子分析及其他信度和效度估计

R 软件中的 lavaan 数据包可以进行验证性因子分析，semTools 数据包可以用来计算量表的聚合信度（composite reliability，CR）和区分效度（discriminant validity），以及推算出聚合（收敛）效度（convergent validity）（图 8-29）。

```
STDYX Standardization ！标准化的结果

                                               Two-Tailed
                    Estimate      S.E.    Est./S.E.  P-Value

 SUS      BY
！标准化因子载荷：潜变量每变化一个单位，观测变量变化因子载荷个单位
    C11A            0.697       0.077      9.000     0.000
    C11B            0.881       0.093      9.429     0.000

 SEVE     BY
    C11C            0.510       0.049     10.413     0.000
    C11D            0.622       0.047     13.135     0.000
    C11E            0.664       0.047     14.034     0.000

 BENE     BY
    C12A            0.745       0.033     22.670     0.000
    C12B            0.656       0.036     18.330     0.000
    C12C            0.748       0.032     23.164     0.000

 CUES     BY
    C12D            0.775       0.022     35.111     0.000
    C12E            0.929       0.014     65.331     0.000
    C12F            0.867       0.017     51.486     0.000

 BARRI    BY
    C12G            0.350       0.047      7.490     0.000
    C12H            0.360       0.045      7.907     0.000
    C12I            0.907       0.030     30.350     0.000
    C12J            0.830       0.030     28.131     0.000

 EFFICACY BY
    C12K            0.800       0.027     29.190     0.000
    C12L            0.738       0.029     25.023     0.000
    C12M            0.772       0.028     27.257     0.000

 SEVE     WITH ！因子间相关系数
    SUS             0.180       0.076      2.379     0.017

 BENE     WITH
    SUS            -0.040       0.065     -0.615     0.539
    SEVE            0.641       0.052     12.329     0.000

 CUES     WITH
    SUS             0.271       0.054      5.004     0.000
    SEVE            0.173       0.061      2.809     0.005
    BENE            0.244       0.055      4.476     0.000

 BARRI    WITH
    SUS             0.155       0.064      2.427     0.015
    SEVE            0.117       0.066      1.772     0.076
    BENE            0.050       0.059      0.859     0.390
    CUES            0.138       0.054      2.572     0.010

 EFFICACY WITH
    SUS             0.155       0.063      2.457     0.014
    SEVE            0.211       0.066      3.187     0.001
    BENE            0.344       0.056      6.187     0.000
```

图 8-28　*Mplus* 验证性因子分析结果

CUES	0.394	0.048	8.146	0.000
BARRI	0.182	0.055	3.278	0.001

Intercepts！相当于潜变量等于 0 时观测变量的取值

C11A	1.958	0.082	23.912	0.000
C11B	1.975	0.082	23.982	0.000
C11C	1.440	0.068	21.046	0.000
C11D	1.395	0.067	20.714	0.000
C11E	1.545	0.071	21.754	0.000
C12A	2.037	0.084	24.227	0.000
C12B	1.666	0.074	22.488	0.000
C12C	1.738	0.076	22.877	0.000
C12D	1.471	0.069	21.266	0.000
C12E	1.596	0.072	22.074	0.000
C12F	1.648	0.074	22.383	0.000
C12G	1.569	0.072	21.912	0.000
C12H	2.028	0.084	24.193	0.000
C12I	1.821	0.078	23.295	0.000
C12J	1.790	0.077	23.144	0.000
C12K	1.487	0.070	21.370	0.000
C12L	1.591	0.072	22.047	0.000
C12M	1.585	0.072	22.008	0.000

Variances！标准化后的因子方差为 1

SUS	1.000	0.000	999.000	999.000
SEVE	1.000	0.000	999.000	999.000
BENE	1.000	0.000	999.000	999.000
CUES	1.000	0.000	999.000	999.000
BARRI	1.000	0.000	999.000	999.000
EFFICACY	1.000	0.000	999.000	999.000

Residual Variances！潜变量未解释的观测变量方差

C11A	0.514	0.108	4.754	0.000
C11B	0.223	0.165	1.356	0.175
C11C	0.740	0.050	14.806	0.000
C11D	0.614	0.059	10.432	0.000
C11E	0.559	0.063	8.887	0.000
C12A	0.445	0.049	9.098	0.000
C12B	0.570	0.047	12.157	0.000
C12C	0.440	0.048	9.112	0.000
C12D	0.400	0.034	11.693	0.000
C12E	0.137	0.026	5.164	0.000
C12F	0.248	0.029	8.503	0.000
C12G	0.877	0.033	26.825	0.000
C12H	0.871	0.033	26.605	0.000
C12I	0.178	0.054	3.275	0.001
C12J	0.311	0.049	6.343	0.000
C12K	0.360	0.044	8.205	0.000
C12L	0.455	0.044	10.461	0.000
C12M	0.404	0.044	9.252	0.000

图 8-28　**Mplus** 验证性因子分析结果（续）

```
library("lavaan")
library("haven")
library(semTools)
cfa <- read_dta("your_file_path") #读取数据
#进行验证性因子分析
model.cfa <- 'SUS=~C11A+C11B
             SEVE=~C11C + C11D + C11E
             BENE=~ C12A+ C12B+ C12C
             CUES =~ C12D + C12E + C12F
             BARRI =~ C12G + C12H + C12I + C12J
             EFFICACY=~ C12K + C12L + C12M
'
#拟合模型，估计方法设置为极大似然估计
fit <- cfa(model.cfa, data=cfa,estimator = "ML")
#报告模型标准化结果
summary(fit, standardized=T,fit.measures=T,rsq=T)
#报告模型拟合结果
fitMeasures(fit, c("cfi","tli","rmsea","srmr","chisq","df"))
# 计算聚合信度 (Composite Reliability, CR)
reliability(fit) #结果中omega即为CR
```

图 8-29　利用 R 语言进行验证性因子分析和聚合信度分析

为清晰显示图 8-29 中的 R 语言，将语句展示如下，输入：

library（"lavaan"）

library（"haven"）

library（semTools）

cfa ＜ - read_dta（"your_file_path"）　# 读取数据

进行验证性因子分析

model.cfa ＜ - 'SUS= ~ C11A+C11B

SEVE= ~ C11C + C11D + C11E

BENE= ~ 　C12A+ C12B+ C12C

CUES = ~ C12D + C12E + C12F

BARRI = ~ C12G + C12H + C12I + C12J

EFFICACY= ~ C12K + C12L + C12M

'

拟合模型，估计方法设置为极大似然估计

fit ＜ - cfa（model.cfa, data=cfa，estimator = "ML"）

报告模型标准化结果

summary（fit，standardized=T，fit.measures=T，rsq=T）

\# 报告模型拟合结果

fitMeasures（fit，c（"cfi"，"tli"，"rmsea"，"srmr"，"chisq"，"df"））

\# 计算聚合信度（Composite Reliability，CR）

reliability（fit）\# 结果中 omega 即为 CR

3．R 语言验证性因子分析拟合优度指标

R 语言验证性因子分析拟合优度指标的简单报告见图 8-30。

```
> #报告模型拟合结果
> fitMeasures(fit, c("cfi","tli","rmsea","srmr","chisq","df"))
    cfi      tli    rmsea    srmr    chisq      df
  0.937    0.920    0.058    0.054   294.114   120.000
```

图 8-30　R 语言验证性因子分析拟合优度指标简单报告结果

当然，R 语言验证性因子分析的结果也提供复杂报告（图 8-31），鉴于拟合优度指标与 LISREL、M*plus* 相似，这里不再赘述。

4．因子载荷估计

潜变量与观测变量之间的标准化路径系数（因子载荷）见 Std.all 那列，这与 LISREL 和 M*plus* 一致（图 8-32）。

5．同质性信度、聚合信度、聚合效度和区分效度的相关内容

R 软件的验证性因子分析结果还一并给出同质性信度（alpha 系数）、聚合信度（composite reliability，CR）和平均抽取方差（average variance extracted，AVE）的报告（图 8-33）。

R 软件的结果中 alpha 系数反映潜变量各观测指标的内部一致性，含义与上一章相同，不再赘述。omega、omega2、omega3 是反映聚合效度的指标，3 个结果的计算方式略有不同（公式的分母不同），其中 omega3 是最保守的指标，一般认为大于 0.7 表示聚合效度良好。Avevar 是平均抽取方差，反映的是观测指标对潜变量的平均解释程度。

```
lavaan 0.6-3 ended normally after 69 iterations

      Optimization method                                    NLMINB
      Number of free parameters                                  51

      Number of observations                                    435

      Estimator                                                  ML
      Model Fit Test Statistic                              294.114
      Degrees of freedom                                        120
      P-value (Chi-square)                                    0.000

Model test baseline model:

      Minimum Function Test Statistic                      2930.847
      Degrees of freedom                                        153
      P-value                                                 0.000

User model versus baseline model:

      Comparative Fit Index (CFI)                             0.937
      Tucker-Lewis Index (TLI)                                0.920

Loglikelihood and Information Criteria:

      Loglikelihood user model (H0)                      -11737.259
      Loglikelihood unrestricted model (H1)              -11590.202

      Number of free parameters                                  51
      Akaike (AIC)                                        23576.518
      Bayesian (BIC)                                      23784.361
      Sample-size adjusted Bayesian (BIC)                 23622.514

Root Mean Square Error of Approximation:

      RMSEA                                                   0.058
      90 Percent Confidence Interval              0.049      0.066
      P-value RMSEA <= 0.05                                   0.062

Standardized Root Mean Square Residual:

      SRMR                                                    0.054
```

图 8-31　R 语言验证性因子分析拟合优度指标复杂报告结果

Parameter Estimates:

Information	Expected
Information saturated (h1) model	Structured
Standard Errors	Standard

Latent Variables:

	Estimate	Std.Err	z-value	P(>|z|)	Std.lv	Std.all
SUS =~						
C11A	1.000				1.083	0.697
C11B	1.269	0.206	6.160	0.000	1.374	0.881
SEVE =~						
C11C	1.000				0.627	0.510
C11D	1.229	0.163	7.528	0.000	0.770	0.622
C11E	0.995	0.130	7.646	0.000	0.624	0.664
BENE =~						
C12A	1.000				0.467	0.745
C12B	1.221	0.106	11.510	0.000	0.571	0.656
C12C	1.306	0.105	12.425	0.000	0.611	0.748
CUES =~						
C12D	1.000				1.213	0.775
C12E	1.246	0.062	20.200	0.000	1.511	0.929
C12F	1.173	0.060	19.475	0.000	1.422	0.867
BARRI =~						
C12G	1.000				0.555	0.350
C12H	1.007	0.193	5.230	0.000	0.559	0.360
C12I	2.361	0.346	6.820	0.000	1.310	0.907
C12J	2.191	0.314	6.975	0.000	1.215	0.830
EFFICACY =~						
C12K	1.000				1.058	0.800
C12L	0.957	0.068	14.078	0.000	1.013	0.738
C12M	1.048	0.073	14.440	0.000	1.108	0.772

Covariances:

	Estimate	Std.Err	z-value	P(>|z|)	Std.lv	Std.all
SUS ~~						
SEVE	0.122	0.049	2.473	0.013	0.180	0.180
BENE	-0.020	0.031	-0.657	0.511	-0.040	-0.040
CUES	0.355	0.089	4.009	0.000	0.271	0.271
BARRI	0.093	0.039	2.418	0.016	0.155	0.155

图 8-32　R 语言因子载荷估计结果

	Estimate	Std.Err	z-value	P(>|z|)	Std.lv	Std.all
EFFICACY	0.177	0.072	2.466	0.014	0.155	0.155
SEVE ~~						
BENE	0.188	0.029	6.371	0.000	0.641	0.641
CUES	0.131	0.050	2.630	0.009	0.173	0.173
BARRI	0.041	0.023	1.738	0.082	0.117	0.117
EFFICACY	0.140	0.047	2.991	0.003	0.211	0.211
BENE ~~						
CUES	0.138	0.034	4.055	0.000	0.244	0.244
BARRI	0.013	0.015	0.852	0.394	0.050	0.050
EFFICACY	0.170	0.033	5.221	0.000	0.344	0.344
CUES ~~						
BARRI	0.093	0.039	2.398	0.016	0.138	0.138
EFFICACY	0.506	0.080	6.327	0.000	0.394	0.394
BARRI ~~						
EFFICACY	0.107	0.037	2.889	0.004	0.182	0.182
Variances:						
	Estimate	Std.Err	z-value	P(>|z|)	Std.lv	Std.all
.C11A	1.239	0.200	6.193	0.000	1.239	0.514
.C11B	0.543	0.295	1.843	0.065	0.543	0.223
.C11C	1.117	0.090	12.426	0.000	1.117	0.740
.C11D	0.942	0.090	10.476	0.000	0.942	0.614
.C11E	0.493	0.052	9.405	0.000	0.493	0.559
.C12A	0.175	0.018	9.569	0.000	0.175	0.445
.C12B	0.432	0.037	11.685	0.000	0.432	0.570
.C12C	0.293	0.031	9.469	0.000	0.293	0.440
.C12D	0.980	0.079	12.454	0.000	0.980	0.400
.C12E	0.361	0.067	5.367	0.000	0.361	0.137
.C12F	0.668	0.072	9.276	0.000	0.668	0.248
.C12G	2.204	0.153	14.444	0.000	2.204	0.877
.C12H	2.100	0.146	14.423	0.000	2.100	0.871
.C12I	0.370	0.120	3.079	0.002	0.370	0.178
.C12J	0.666	0.111	5.996	0.000	0.666	0.311
.C12K	0.629	0.072	8.699	0.000	0.629	0.360
.C12L	0.858	0.080	10.715	0.000	0.858	0.455
.C12M	0.834	0.086	9.699	0.000	0.834	0.404
SUS	1.173	0.229	5.112	0.000	1.000	1.000
SEVE	0.393	0.084	4.666	0.000	1.000	1.000
BENE	0.219	0.028	7.893	0.000	1.000	1.000
CUES	1.471	0.158	9.308	0.000	1.000	1.000
BARRI	0.308	0.087	3.524	0.000	1.000	1.000

图 8-32　R 语言因子载荷估计结果（续）

EFFICACY	1.119	0.125	8.948	0.000	1.000	1.000

R-Square:

	Estimate
C11A	0.486
C11B	0.777
C11C	0.260
C11D	0.386
C11E	0.441
C12A	0.555
C12B	0.430
C12C	0.560
C12D	0.600
C12E	0.863
C12F	0.752
C12G	0.123
C12H	0.129
C12I	0.822
C12J	0.689
C12K	0.640
C12L	0.545
C12M	0.596

图 8-32　R 语言因子载荷估计结果（续）

```
>#  计算聚合信度（Composite Reliability，CR）
> reliability(fit) #结果中 omega 即为 CR
```

	SUS	SEVE	BENE	CUES	BARRI	EFFICACY	total
alpha	0.761	0.616	0.748	0.891	0.715	0.813	0.768
omega	0.772	0.615	0.751	0.895	0.713	0.813	0.874
omega2	0.772	0.615	0.751	0.895	0.713	0.813	0.874
omega3	0.772	0.613	0.749	0.896	0.671	0.813	0.856
avevar	0.632	0.350	0.504	0.742	0.417	0.592	0.551

图 8-33　R 语言聚合信度、聚合效度指标结果

聚合（收敛）效度强调那些应属于同一因子下的观测指标，测量时确实落在同一因子下面。在 R 语言验证因子分析下可使用 AVE 和 CR 这两个指标进行分析，如果每个因子的 AVE（avevar）值大于 0.5，并且 CR 值大于 0.7，则说明具有良好的聚合效度，同时一般还要求每个测量项对应的因子载荷（factor loading）值大于 0.5。从本例的结果来看，SEVE（感知严重性）的 AVE 为 0.350，CR 为 0.61，3 个观测指标的因子载荷在 0.51 ～ 0.66 之间（见图 8-32 "Std. all" 列），总体看来 SEVE 这三个观测指标的聚合效度不够好。

区分（判别）效度是一个观测指标与其他应该有所不同的因子之间不相互关联的程度，即强调本不应该在同一因子下的观测指标确实不在同一因子下面。R 语言的验证性因子分析结果中，如果 AVE 大于该因子与任何其他因子的共同方差，则区分效度较高。可使用 AVE 的平方根和相关分析结果进行对比，如果每个因子的 AVE 平方根均大于 "该因子与其他因子的相关系数最大值"，则具有良好的区分效度。

此例中，通过比较因子间相关系数与 AVE 的平方根来评价区分效度。从表 8-9 的结果看，绝大多数因子的 AVE 平方根（表中对角线位置）均大于该因子与其他因子的相关系数值（左下三角区域），所以区分度整体很好；只有 SEVE 和 BENE 两个因子的区分度不是很好，AVE_{SEVE} 的平方根 0.592 小于 SEVE 与 BENE 的相关系数 0.641。SEVE 是对疾病严重后果的感知，而 BENE 是对服药益处的感知，而服药的益处恰恰是预防疾病的严重后果，所以两者产生了一定的交叉。

表8-9　通过因子间相关系数与AVE的平方根比较评价区分效度

	SUS	SEVE	BENE	CUES	BARRI	EFFICACY
SUS	$\sqrt{0.632}$ $=0.795$					
SEVE	0.180	$\sqrt{0.350}$ $=0.592$				
BENE	-0.040	0.641	$\sqrt{0.504}$ $=0.710$			
CUES	0.271	0.173	0.244	$\sqrt{0.742}$ $=0.861$		
BARRI	0.155	0.117	0.050	0.138	$\sqrt{0.471}$ $=0.646$	
EFFICACY	0.155	0.211	0.344	0.394	0.182	$\sqrt{0.592}$ $=0.769$

注：对角线为 AVE 的平方根。

参考文献

[1] Gault R H. "A history of the questionnaire method of research in psychology [J]. Research in Psychology, 1907, 14 (3): 366-383. doi: 10.1080/08919402.1907. 10532551.

[2] Fourth Annual Report of the Council of the Statistical Society of London [J]. Journal of the Statistical Society, 1838, 1 (1): 5-13.

[3] 风笑天. 社会学研究方法 [M]. 4 版. 北京: 中国人民大学出版社, 2013: 149.

[4] 风笑天. 社会调查中的问卷设计 [M]. 3 版, 北京: 中国人民大学出版社, 2014: 88-93

[5] 王高飞, 李梅. 社会调查理论与方法（实践）[M]. 哈尔滨: 哈尔滨工程大学出版社, 2016: 154-188.

[6] 卢小君. 社会调查研究方法 [M]. 大连: 大连理工大学出版社, 2016: 140-168.

[7] 董奇. 心理与教育研究方法 [M]. 修订版. 北京: 北京师范大学出版社, 2007: 161-199.

[8] 徐孝婷, 赵宇翔, 朱庆华. 在线健康社区老年用户健康信息需求实证研究 [J]. 图书情报工作, 2019, 63 (10): 87-96.

[9] 孙晓敏, 关丹丹. 经典测量理论与项目反应理论的比较研究 [J]. 中国考试（研究版）, 2009 (09): 10-17.

[10] 戴海琦, 罗照盛. 项目反应理论原理与当前应用热点概览 [J]. 心理学探新, 2013, 33 (5): 392-395.

[11] 俞晓琳. 项目反应理论与经典测验理论之比较 [J]. 南京师大学报（社会科学版）, 1998 (04): 74-77.

[12] 郭庆科, 房洁. 经典测验理论与项目反应理论的对比研究 [J]. 山东师大学报（自然科学版）, 2000, 15 (3): 264-266.

[13] 漆书青, 戴海崎, 丁树良. 现代教育与心理测量学原理 [M]. 北京: 高等教育出版社, 2002: 82.

[14] 罗照盛. 项目反应理论基础 [M]. 北京: 北京师范大学出版社, 2012.

[15] 屈芳，马旭玲，罗林明．调查问卷的信度分析及其影响因素研究［J］．继续教育，2015，29（01）：32-34．

[16] 张虎，田茂峰．信度分析在调查问卷设计中的应用［J］．统计与决策，2007（21）：25-27．

[17] 洪小良．社会调查研究：原理与方法［M］．北京：北京出版社，2005．

[18] 潘晓平，倪宗瓒．组内相关系数在信度评价中的应用［J］．华西医大学报，1999，30（1）：62-63，67．

[19] 余红梅，罗艳虹，萨建，等．组内相关系数及其软件实现［J］．中国卫生统计，2011，28（5）：497-500．

[20] 袁方．社会研究方法教程［M］．北京：北京大学出版社，1997．

[21] DeVellis R F. Scale Development：Theory and Applications［M］．4th ed. Los Angeles：SAGE，2017．

[22] 戴海崎，张锋，陈雪枫．心理与教育测量（修订本）［M］．广州：暨南大学出版社，2007．

[23] 艾尔·巴比．社会研究方法（第十一版）［M］．邱泽奇，译．北京：华夏出版社，2009．

[24] Wynd CA, Schmidt B, Schaefer MA. Two quantitative approaches for estimating content validity［J］．West J Nurs Res，2003，25：508-518．

[25] Lindell MK, Brandt CJ, Whitney DJ. A revised index of interrater agreement for multi-item ratings of a single target［J］．Applied Psychological Measurement，1999，23：127-135．

[26] Lawshe CH. A quantitative approach to content validity［J］．Personnel Psychology，1975，28：563-575．

[27] 史静琤，莫显昆，孙振球．量表编制中内容效度指数的应用［J］．中南大学学报（医学版），2012，37（2）：152-155．.

[28] 赵斐然，周天驰，张俊颖，等．量表（问卷）信度、效度评价在我国医学领域的应用与展望［J］．中华中医药杂志，2014（7）：2280-2283．

[29] 弗洛德·J·福勒．调查问卷的设计与评估［M］．蒋逸民，译．重庆：重庆大学出版社，2010．

[30] 周晓宏，郭文静．探索性因子分析与验证性因子分析异同比较［J］．科技和产业，2008，8（9）：69-71．

[31] Spearman C. General intelligence，objectively determined and measured［J］．

American Journal of Psychology，1904，15：201-293.

[32] Floyd FJ，Widaman KF. Factor analysis in the development and refinement of clinical assessment instruments [J]. Psychological Assessment, 1995, 7 (3)：286-299.

[33] 王松涛. 探索性因子分析与验证性因子分析比较研究 [J]. 兰州学刊，2006 (5)：155-156.

[34] Gerbing DW，Hamilton JG. Viability of exploratory factor analysis as a precursor to confirmatory factor analysis [J]. Social Science Electronic Publishing，2016，3 (1)：62-72.

[35] Preacher KJ，MacCallum RC. Repairing tom swift's electric factor analysis machine [J]. Understanding Statistics，2003，2 (1)：13-43.

[36] Fabrigar LR，Wegener DT，Maccallum RC，et al. Evaluating the use of exploratory factor analysis in psychological research [J]. Psychological Methods，1999，4 (3)：272.

[37] 戴晓阳，曹亦薇. 心理评定量表的编制和修订中存在的一些问题 [J]. 中国临床心理学杂志，2009，17 (5)：562-565.

[38] 王孟成. 潜变量建模与 Mplus 应用 [M]. 重庆：重庆大学出版社，2014.

[39] Browne MW. An overview of analytic rotation in exploratory factor analysis [J]. Multivariate Behavioral Research，2001，36 (1)：111-150.

[40] 卢谢峰. 验证性因素分析在问卷编制中的应用研究 [J]. 教育测量与评价：理论版，2008，(11)：8-12.

[41] 姜勇. 验证性因素分析及其在心理与教育研究中的应用 [J]. 教育科学研究，1999 (3)：88-91.

[42] 邱皓政. 结构方程模型的原理与应用 [M]. 北京：中国轻工业出版社，2009.

[43] 张超，徐燕，陈平雁. 探索性因子分析与验证性因子分析在量表研究中的比较与应用 [J]. 南方医科大学学报，2007，27 (11)：1699-1700.

[44] Bollen KA. Latent variables in psychology and the social sciences [J]. Annual Review of Psychology，2002，53 (1)：605.

[45] Deng Z，Hong Z，Ren C，et al. What predicts patients' adoption intention toward mHealth Services in China：empirical study [J]. JMIR Mhealth Uhealth. 2018，6 (8)：e172. doi：10.2196/mhealth.9316.

二维码资源扫描说明

在观看二维码视频资源之前，请您刮开下面二维码，使用微信
扫码激活。

本册图书激活二维码

温馨提示：每个激活二维码只能绑定一个微信号。

更多优质服务请微信扫码关注"北京大学医学出版社官方微信号"。

北京大学医学出版社
官方微信号二维码